T4-AHH-034

COMER BIEN PARA TRIUNFAR

Jacques Fricker

Comer bien para triunfar

Corazón, cerebro, salud

Con la colaboración de Béatrix Sidobre en las investigaciones sobre la composición de los alimentos

URANO

Argentina - Chile - Colombia - España
Estados Unidos - México - Ururguay - Venezuela

Título original: *Bien manger pour être au top*
Editor original: Éditions Odile Jacob, París
Traducción: Teresa Clavel

Aribau, 142, pral. – 08036 Barcelona
www.edicionesurano.com
www.mundourano.com

ISBN: 84-7953-570-9
Depósito legal: B. 14.912 - 2004

Fotocomposición: Ediciones Urano, S. A.
Impreso por Romanyà-Valls, S. A. – Verdaguer, 1 – 08786 Capellades (Barcelona)

Impreso en España – *Printed in Spain*

Índice

Introducción

Actualmente, todo el mundo quiere estar en unas condiciones excepcionales: gozar de buena salud, encontrarse en plena forma física y en un estado de ánimo óptimo y ser competitivo en el plano intelectual. Para lograrlo, hay un medio sencillo y eficaz que se halla al alcance de todos: una buena alimentación.

Comer bien influye directamente en el presente, pues determinados alimentos mejoran el estado de ánimo, la capacidad intelectual e incluso el estado de la piel. Si hace una buena elección, dará a sus aptitudes físicas y mentales una baza más para expresarse plenamente.

Además, una buena alimentación le permite, sobre todo, preparar el futuro y preservar, incluso «incrementar», el capital que posee en salud. En Francia, todos los años mueren de enfermedades cardiovasculares 170.000 personas y 140.000 como consecuencia de un cáncer, mientras que 500.000 padecen la enfermedad de Alzheimer u otro trastorno grave del intelecto. Y sin embargo, frente a estas tres enfermedades de la civilización, existe un método preventivo que ha demostrado su eficacia: la alimentación. Ésa es la conclusión a la que han llegado los investigadores, tras haber hecho numerosos estudios científicos sobre las relaciones entre la alimentación y la salud.

En este libro se revelan no sólo los grandes progresos, sino también las historias secretas de la investigación científica en el ámbito de la nutrición, lo que le permitirá llevar a cabo sus elecciones con conocimiento de causa, así como liberarse de las ideas preconcebidas y del discurso publicitario. Comprenderá, asimismo, por qué algunas recomendaciones hechas por los nutricionistas en diferentes períodos —por ejemplo, las relativas al colesterol— han podido parecer contradictorias.

En los últimos años han aparecido en el mercado nuevos alimentos que se presentan como beneficiosos para nuestra salud: margarinas, aceites combinados, soja, leches fermentadas, alimentos enriquecidos o bajos en calorías, etc. Paradójicamente, ninguno ha aportado la prueba científica de su eficacia para prevenir las enfermedades, cuando está demostrado que con ayuda de alimentos tradicionales juiciosamente escogidos es posible reducir entre un 30 y un 60 por ciento el riesgo de enfermedades cardiovasculares, cáncer y deficiencia intelectual.

Con este libro, comprenderá cómo actúan los alimentos que protegen realmente contra estas enfermedades y cómo hay que consumirlos para optimizar sus beneficios. También aprenderá a apreciar los alimentos llamados «de riesgo» (carnes rojas, embutidos, dulces, alcohol, etc.), a fin de que resulten útiles para su organismo. Por último, será capaz de diferenciar entre los alimentos de moda presentados como saludables, aquellos que son verdaderas esperanzas de los que resultan ser falsos amigos.

A lo largo de estas páginas, encontrará numerosos consejos prácticos para adaptar esta alimentación saludable a su vida cotidiana, para comer en familia satisfaciendo las necesidades y los gustos de cada uno. Verá también cómo sacar partido a caminar, hacer deporte y estar delgado en beneficio de su salud física y mental.

Unos alimentos son más beneficiosos que otros, pero eso no significa que, para conservar la salud, haya que comer sólo de los primeros y no probar los segundos. Alimentarse bien no es incompatible con los platos exquisitos y los postres, con comer en restaurantes o consumir bocadillos, con asistir a banquetes o picotear. Basta recordar las indicaciones dadas en estas páginas y aplicarlas tan a menudo como le sea posible o le apetezca. Pero, cuando no lo haga, no se preocupe; el equilibrio se construye a lo largo de la semana, no en una sola comida.

Espero que este libro le ofrezca todos los consejos necesarios para que, día tras día, en su plato se den cita sabores, salud y sencillez, con objeto de alimentarse bien sin trastornar sus costumbres, de dar lo mejor de sí mismo, de triunfar.

1

Cerebro, buen humor e intelecto: cómo comer para triunfar

Los alimentos que come determinan su salud futura. Sin embargo, alimentarse bien no es sólo mirar hacia el futuro, pues notará los beneficios enseguida, en el presente. Una alimentación sana influye, ante todo, en el cerebro, ya que tanto el estado de ánimo como la capacidad intelectual dependen en gran parte de nuestra forma de comer.

Preparar cada comida en beneficio de la mente

Un desayuno rico en glúcidos de absorción lenta, una comida ligera a base de verduras y carne o pescado, y una cena copiosa con pasta y un postre; seguro que esta propuesta le sorprende, pero, cuando uno consulta las publicaciones científicas sobre las relaciones entre la comida y los resultados intelectuales, descubre que se trata de la solución óptima.

Un desayuno para ser eficaz desde por la mañana
Consumidos al empezar el día, los alimentos ricos en glúcidos lentos (véase pág. 66) mejoran el funcionamiento mental, la rapidez de reacción frente a lo imprevisto y la capacidad de la me-

moria por la mañana. Además, el estado de ánimo es mejor y se evita el bajón habitual al final de la mañana.

Así pues, el desayuno tiene su importancia para quien quiere optimizar su rendimiento desde el comienzo del día, tanto en el colegio o en la universidad como en la vida profesional. Si tiene usted la costumbre de permanecer en ayunas hasta la hora de comer, le sería beneficioso comer por la mañana.

No obstante, esta defensa del desayuno requiere algunas precisiones:

• Estos efectos beneficiosos se observan si el desayuno es rico en glúcidos lentos (copos de avena, pan de centeno o pan con cereales), pero son menores con los azúcares rápidos (pan blanco o pan de molde, copos de maíz, Special K, Fitness y otros cereales crujientes). En consecuencia, escoger bien el pan o los cereales (véase pág. 120) desempeña un papel primordial en este contexto; la razón es que sólo los glúcidos lentos garantizan al cerebro una disponibilidad duradera de energía.

• Los glúcidos lentos no son lo único importante para el cerebro a esta hora. Funcionará todavía mejor y estará más animado si el desayuno también le aporta lípidos (materias grasas) y proteínas. Para conseguirlo se pueden hacer múltiples combinaciones. Por ejemplo: un poco de mantequilla en las tostadas (para los lípidos) y un tazón de leche semidesnatada (para las proteínas) con el café o el chocolate caliente; o queso (para las proteínas y los lípidos) con el pan; o un yogur con un tazón de muesli o de copos de avena, etc.

• Comer por la mañana no significa forzosamente comer nada más saltar de la cama. Si no tiene hambre o tiempo cuando se levanta, llévese algo para comer a media mañana en el colegio o en el lugar de trabajo (véase pág. 192).

• Por la mañana, coma la cantidad que le apetezca, pero no se obligue a comer demasiado copiosamente; se sentiría muy pesado toda la mañana.

Si realmente no le apetece nada por la mañana, lo ideal es que se levante un poco más pronto para empezar el día haciendo entre quince y treinta minutos de ejercicio físico (gimnasia, bicicleta estática, sesión de abdominales, etc.). Además de los efectos beneficiosos vinculados al ejercicio (véase pág. 154), de este modo disfrutará plenamente de un desayuno ingerido con apetito.

Una comida que no dé sueño

El organismo se halla sometido a un ritmo circadiano que le hace ir más lento al llegar a la mitad de la jornada; es frecuente adormecerse hacia las dos o las tres de la tarde, así que la tradicional siesta obedece a las reglas de la cronobiología. Sin embargo, en el mundo moderno raramente tenemos ocasión de concedernos ese descanso.

La composición de la comida puede aumentar o, por el contrario, disminuir esa tendencia a la somnolencia:

• Una comida grasa y acompañada de bebidas alcohólicas la acentúa.

• La somnolencia también se ve incrementada por una comida rica en glúcidos, ya sean de absorción rápida, como los alimentos endulzados, ya sean de absorción lenta, como los productos feculentos y el pan. Inversamente a la relación entre desayuno y rendimiento por la mañana, la abundancia de glúcidos en la comida, aunque sean de absorción lenta, reduce la atención, ralentiza las facultades para tratar la información y acentúa el cansancio y la inercia por la tarde. Los deportistas y los niños constituyen dos excepciones, pues tanto unos como otros desarrollan más actividad, necesitan más energía y, por lo tanto, más fécula o pan para estar en forma por la tarde.

• Así pues, los que desean estar en plenitud de facultades durante la tarde, deberían tomar una comida ligera, a base de alimentos ricos en proteínas (carne, pescado o huevos) y verduras, sin abusar de los alimentos feculentos ni comer demasiado pan.

• En cuanto al café o el té al final de la comida, presentan la ventaja, gracias a la cafeína, de contrarrestar esa tendencia a la somnolencia. Se trata, pues, de una tradición que tiene su lado bueno.

Una buena cena para pasar una buena noche

No dude en disfrutar de un plato de alimentos feculentos, pan y/o un postre dulce en la cena. Consumidos al final del día, los glúcidos tienen dos cosas positivas: facilitan el sueño y mejoran la capacidad de memoria lógica (durante el sueño, el cerebro continúa trabajando).

Si tiene tendencia al insomnio, estos consejos podrán ayudarle:

• Por la noche, no se quede con hambre; resulta difícil dormirse con el estómago vacío. Es posible que, como se suele decir, dormir alimente, pero lo que sí es cierto es que comer adormece.

• Coma la cantidad de féculas, pan y postre que quiera, pero evite las comidas demasiado pesadas o grasas; hacen que estar tumbado resulte incómodo y retrasan la llegada del sueño.

• Coma también verduras; al igual que los alimentos feculentos, tienen su lugar en la cena (véase pág. 208).

• Coma alimentos feculentos y verduras, pero sea comedido con la carne y el pescado (no más de 100 g), pues una comida rica en proteínas hace que el organismo produzca más calor y, por lo tanto, que la temperatura del cuerpo aumente, cuando el descenso de ésta influye en el proceso de adormecimiento.

Tengo un examen o un trabajo importante dentro de unos días: ¿debo cambiar el ritmo de las comidas?

— Todo cambio brusco de los hábitos alimentarios altera el funcionamiento intelectual. El organismo está acostumbrado a determinado ritmo, aunque éste no sea óptimo, y necesita unos quince días para adaptarse a uno distinto. Por ejemplo, sería contraproducente obligarse a desayunar copiosamente la víspera del examen de selectividad, estando acostumbrado a no comer nada por la mañana.
— Si tiene que asistir a un acontecimiento importante y desea estar en las mejores condiciones, debe cambiar de hábitos con la suficiente antelación (como mínimo, dos semanas).
— Al cabo de unas semanas, obsérvese, evalúe sus facultades mentales en el transcurso del día y la calidad del sueño. Si no han mejorado como consecuencia de los nuevos hábitos, quizá sería conveniente volver a los antiguos o adaptar mis consejos del modo que considere oportuno; tenga presentes las indicaciones que doy a lo largo de estas páginas, pero déjese guiar también por su

• Si le gusta el vino, beba una o dos copas con la comida, pero evite un consumo excesivo, ya que perjudicaría la calidad del sueño.

• Evite el café y el té a partir de las 5 de la tarde. En cambio, una infusión después de cenar puede ayudarle a conciliar el sueño.

• Si cena pronto, coma algo dulce antes de acostarse: un

vaso de leche o un yogur, una pieza de fruta, una bola de sorbete, dos o tres galletas, una o dos onzas de chocolate, etc.

Cerebro, estado de ánimo y rendimiento: a qué alimentos hay que dar prioridad

Alimentar bien el cerebro no sólo significa encontrar el ritmo adecuado entre las tres comidas diarias, sino también dar prioridad a determinados alimentos cuya composición responde especialmente bien a las necesidades de las neuronas.

Yogur, fruta y galletas: contra el «bajón»

Si toma una comida muy ligera, es posible que su cerebro se quede sin energía dos o tres horas más tarde y que su rendimiento se resienta. En tal caso, tomar algo ligero pero nutritivo permite mejorar la memoria a corto plazo y la calidad del tratamiento de la información por parte del cerebro. Pero no hace falta que se llene el estómago; un yogur ligeramente azucarado, una manzana o un plátano, dos o tres galletas, o una rebanada de pan de centeno con queso o con mantequilla y miel, por ejemplo, proporcionarán al cerebro la dosis óptima de glúcidos.

En cambio, es preferible evitar los alimentos ricos en azúcares rápidos: refrescos y zumos de fruta, cereales para desayuno (excepto los copos de avena con un poco de leche), pan blanco, caramelos, etc. Aunque producen un efecto estimulante temporal, pueden alterar el rendimiento una o dos horas más tarde, pues su consumo casi siempre va seguido de una hipoglucemia.

Chocolate y golosinas: ¿de verdad van bien para mejorar el ánimo?

En los estados melancólicos, muchas mujeres y algunos hombres se muestran sensibles a la atracción de los dulces. Sucede, por ejemplo, en el período premenstrual (unos días antes de la regla), durante una depresión estacional (en otoño y en invierno, cuando los días son cortos), en los momentos de soledad afectiva, de gran tristeza o, simplemente, cuando uno se aburre por la noche o durante el fin de semana.

Si se encuentra usted en este caso, no se equivoca cediendo al placer de los dulces, pues generalmente tonifican y mejoran el estado de ánimo bastante deprisa. Pero tenga cuidado, a fin de no sufrir como reacción una fase todavía más acentuada de ansiedad, cansancio o depresión, exponiéndose a entrar en un círculo vicioso «estoy mal - como dulces - estoy peor - vuelvo a comer dulces - etc.»

Para romper ese círculo vicioso, ante todo es conveniente comprender sus causas. Una es psicológica y la otra orgánica:

• Si vuelve a sentirse mal, quizá se deba a que se culpabiliza por haber «cedido a la tentación» de los dulces. Pero ¿por qué concederse un gusto tiene que ser un pecado? Una de las funciones primordiales de la alimentación es precisamente el placer, de modo que se trata de algo muy normal. Deguste el chocolate o las galletas tranquilamente; y si teme engordar, bastará con que haga la comida siguiente más ligera.

• Los alimentos endulzados, la mayoría a base de azúcares rápidos, provocan unas horas más tarde una hipoglucemia que puede generar ansiedad, cansancio y depresión. La solución es evitar las bebidas endulzadas y completar los azúcares rápidos con glúcidos lentos, que garantizarán el «relevo» de las necesidades de energía del cerebro; por ejemplo, un yogur o un vaso de leche con galletas; una pieza de fruta o una rebanada de pan de cereales con chocolate; tarta de manzana mejor que tarta de limón, etc.

Chocolate y buen humor: más allá del mito

Existe un mito según el cual el chocolate contiene moléculas euforizantes. En realidad, el chocolate mejora el estado de ánimo gracias, esencialmente, a su inimitable sabor y al placer que proporciona. Si no es usted muy aficionado al chocolate, tome un dulce que le guste de verdad; el hecho de apreciar lo que se come estimula la producción de endorfinas por parte del cerebro, las cuales producen placer y atenúan el dolor, tanto físico como moral.

Nueces, pescado y aceite de soja: un beneficio común para el cerebro

Como veremos más adelante, los ácidos grasos omega 3 preservan de las enfermedades cardiovasculares. Se encuentran sobre todo en el pescado azul (véase pág. 61), el aceite de soja, las nueces y las avellanas. Además, dar preferencia a estos alimentos es muy importante para el cerebro:

- La falta de omega 3 y el exceso de omega 6 (véase pág. 49) se asocian a la depresión e incluso a una enfermedad psíquica más grave, la esquizofrenia.
- La presencia de omega 3 mejora la capacidad de aprendizaje.

Unos hábitos tan sabrosos como «buenos para el ánimo»

— Aceite de soja para preparar la vinagreta y cocinar (véase pág. 49);
— pescado como mínimo dos veces por semana;
— dos o tres nueces o avellanas de vez en cuando.

El colesterol: útil para las neuronas

El exceso de colesterol sanguíneo es causa de accidentes cardiovasculares y, por ello, puede alterar el funcionamiento del cerebro. En tal caso, hacer un régimen para conseguir que descienda el nivel de colesterol tiene su utilidad. Pero, cuidado, porque reducir el nivel de colesterol cuando éste es normal resulta peligroso. Varios trabajos científicos advierten sobre este peligro:

• Cuando se produce un descenso del nivel de colesterol en los monos, éstos se vuelven más irritables y agresivos.

• El descenso de colesterol después del parto se asocia a la depresión que en ocasiones sufren las jóvenes madres.

• A veces, algunos medicamentos destinados a hacer bajar el colesterol provocan un aumento del riesgo de suicidio o de muerte violenta, aunque no se ha encontrado esta relación con la nueva familia de medicamentos que constituyen las estatinas (simvastatina, pravastatina, atorvastatina, fluvastatina, lovastatina, etc.)

• Las personas mayores obtienen mejores resultados intelectuales cuando consumen mantequilla y aceite de soja que cuando utilizan margarina y aceite de girasol, pese a producirse, en el segundo caso, un descenso del colesterol.

• En un estudio realizado con hombres franceses, el riesgo de suicidio se multiplicaba por tres entre los hombres cuyo índice de colesterol era inicialmente bajo o había descendido en los años precedentes.

¿Cómo explicar esta relación? El colesterol desempeña un papel en las membranas y en el metabolismo de las neuronas, es decir, que éstas lo necesitan; además, el descenso del colesterol puede alterar la acción de la serotonina, un neurotransmisor producido por el cerebro e implicado en la regulación del estado de ánimo.

Así pues, si los análisis de sangre son tranquilizadores (véase pág. 173), puede continuar untando las tostadas con mantequilla en lugar de con margarina y le conviene evitar los aceites que hacen bajar el «colesterol bueno» (véase pág. 112).

Las vitaminas indispensables

La carencia de vitaminas altera el funcionamiento del cerebro y favorece las depresiones, sobre todo cuando la vitamina que falta es la B_9 (los folatos) o la B_{12}. Encontrará la primera en la verdura y la fruta; la segunda, en la carne, el pescado y los huevos. Una buena razón para no hacer caso ni a los que les gusta exclusivamente la carne ni a los vegetarianos puros y duros: al igual que nuestra salud, nuestro cerebro necesita todas las familias de alimentos para conservar el equilibrio.

Algunas enfermedades y ciertos trastornos digestivos obligan a veces, por razones médicas, a excluir o limitar considerablemente las frutas y verduras u otro tipo de alimentos, con lo que se corre el peligro de quedarse sin determinadas vitaminas. Si se encuentra usted en este caso, le será beneficioso —y lo será también para su cerebro— tomar con regularidad multivitaminas (véase pág. 136); el mismo consejo es aplicable a las personas que comen muy poco, ya sea en el marco de un régimen de adelgazamiento, ya sea por falta de apetito, un caso frecuente a partir de los setenta años. En cambio, tomar multivitaminas cuando se come de todo no mejora la capacidad intelectual.

Glutamato y edulcorantes: nada digno de mención

El glutamato es un potenciador del sabor, dulce y salado a la vez, que aumenta la sapidez de numerosos platos cocinados. Se trata de un aditivo tradicionalmente utilizado en Extremo Oriente y responsable, al parecer, de lo que se denomina el «síndrome del restaurante chino», una sensación de cansancio y malestar que a veces aparece unas horas después de haber ingerido una comida de inspiración oriental.

Los edulcorantes endulzan sin aportar tantas calorías como el azúcar tradicional (véase pág. 142).

Tanto el glutamato como un edulcorante, el aspartamo (Canderel, etc.), habían sido relacionados con ciertos trastornos del humor. En realidad, a la luz de los estudios científicos, parece ser que no tienen ningún efecto, ni positivo ni negativo, sobre el cerebro.

2

Por qué alimentarse bien puede salvarle la vida

En Francia, cada año mueren 170.000 personas de enfermedades cardiovasculares y 140.000 como consecuencia de un cáncer, mientras que 500.000 padecen la enfermedad de Alzheimer u otro trastorno grave del intelecto. Las cifras hablan por sí solas; esas tres plagas son las principales enfermedades de nuestra civilización. Sin embargo, para todas existen sencillos métodos preventivos, pues la alimentación es, en gran medida, directamente responsable de ellas. A esta conclusión han llegado los investigadores tras haber realizado numerosos trabajos científicos. Ahora comprenderá por qué.

Corazón: alimentos más seguros que los medicamentos

Las enfermedades cardiovasculares, con un tercio de la mortalidad global, son la primera causa de mortalidad en Francia. Alimentarse bien constituye una de las vías fundamentales para prevenirlas.

¿Qué es la arteriosclerosis?

La gran mayoría de las enfermedades cardiovasculares tienen relación con un proceso lento denominado «arteriosclerosis». La arteriosclerosis se traduce por un engrosamiento progresivo de la pared de las arterias, que provoca una disminución paralela del diámetro «libre» de éstas, por donde normalmente circula la sangre. Ese estrechamiento reduce la llegada de elementos nutritivos y de oxígeno al territorio del cuerpo irrigado por la arteria en cuestión.

Según cuál sea la arteria afectada, la arteriosclerosis da lugar a diversas manifestaciones. El corazón es el órgano más afectado, con la insuficiencia coronaria y el infarto de miocardio. El infarto puede ser mortal si afecta a una zona amplia del corazón. Afortunadamente, en la mayoría de los casos la parte indemne suple el déficit; se sobrevive, pero, normalmente, un corazón con sus capacidades reducidas obliga a ralentizar el ritmo de vida.

Cuando la arteriosclerosis daña una de las arterias que irriga el cerebro, existe el peligro de sufrir un accidente vascular cerebral, comúnmente llamado «ataque cerebral» o «apoplejía», que provoca trastornos del lenguaje y una parálisis que afecta a una o varias partes del cuerpo (hemiplejia).

¿Por qué la alimentación es la mejor protección?

Para proteger el corazón y las arterias, el médico dispone de un amplio abanico de medicamentos, que prescribe a las personas más susceptibles de desarrollar enfermedades cardiovasculares. Esos medicamentos son eficaces, e indispensables para muchas personas, pero raras veces suficientes; por lo demás, provocan accidentes secundarios, efectos «colaterales» indeseables e incluso peligrosos, como han demostrado algunos «casos» recientes. De modo que la alimentación desempeña un papel preventivo fundamental, tanto si el corazón está indemne como si ya se encuentra afectado.

Mediante una elección juiciosa, se puede reducir a la mitad el riesgo de que un accidente cardiovascular se repita (véase pág. 175); ningún medicamento ofrece semejante grado de eficacia con esa seguridad. Otro ejemplo: la eficacia del pescado contra las arritmias cardíacas, que se manifiestan por una irregularidad de los latidos cardíacos y pueden afectarnos, sin avisar, a todos. Las arritmias no constituyen una afección insignificante, ya que, en última instancia, conducen a la parada cardíaca, que los médicos llaman «muerte súbita». Pues bien, recientemente se ha demostrado que el consumo regular y frecuente de pescado se asocia a una reducción del 80 por ciento del riesgo de muerte súbita.

Determinados alimentos protegen gracias a su riqueza en nutrientes protectores; otros son más bien nocivos si se consumen con demasiada frecuencia. A lo largo de los capítulos siguientes, verá con detalle unos y otros y acabará por comprender que, en definitiva, es bastante sencillo alimentarse bien en la vida cotidiana. A continuación, observe en la tabla que sigue los alimentos más valiosos para la salud del corazón y las arterias.

Los alimentos que protegen el corazón: cómo actúan

LOS ALIMENTOS QUE PROTEGEN EL CORAZÓN	LO QUE APORTAN
Una amplia variedad de frutas y verduras; ajo, cebolla, hierbas aromáticas. Verduras en la comida y en la cena. Dos piezas de fruta o más al día.	Vitaminas B_9 y C; betacarotenos; flavonoides.
Para preparar las vinagretas y cocinar, utilice aceite de oliva o de soja con preferencia a otros aceites, a la mantequilla y a la nata.	La naturaleza de los ácidos grasos alimentarios (elementos de base de las grasas): mayor cantidad de monoinsaturados que de saturados o poliinsaturados.
Coma pescado al menos tres veces por semana, con preferencia pescado azul. Utilice regularmente aceite de soja y, de vez en cuando, si le gusta, aceite de nuez. No olvide las nueces, las avellanas y las almendras.	Ácidos grasos omega 3.
Legumbres, pasta, cuscús, sémola, bulgur y arroz. Pan hecho con harina poco refinada (pan con cereales, pan de centeno, etc.) *Coma la cantidad que le apetezca.*	Glúcidos lentos; vitamina B_9; magnesio; ácido fítico.
Aves, carne y huevos. *Ingiéralos con moderación, sobre todo la carne roja, a fin de evitar los inconvenientes ligados a un consumo excesivo.*	Proteínas; oligoelementos como el hierro, el cinc y el selenio; vitamina B_{12}.
Una o dos copas de vino tinto al día con las comidas.	Alcohol *en pequeñas dosis*; polifenoles.
Queso *(con moderación)* y yogur.	Calcio; fermentos lácticos.
Elegir alimentos sabrosos. Preparar platos sencillos pero adecuados. Compartir con los allegados.	El placer de comer, la camaradería: alimentarse bien incluye saborear y compartir.

Cáncer: la prevención mediante la comida

En Francia se contabilizan todos los años 240.000 nuevos casos de cáncer. Después de las enfermedades cardiovasculares, el cáncer constituye la segunda causa de mortalidad; antes de los setenta y cinco años, incluso ocupa la posición poco envidiable de primer factor de mortalidad. La prevención del cáncer es, pues, particularmente rentable en términos de «años de vida» ganados.

El índice de cánceres imputables a una alimentación inadecuada se estima en el 30 por ciento, un valor más elevado que el del tabaco y el alcohol. Mediante la elección de los alimentos y la forma de cocinarlos, es posible reducir casi en un tercio el riesgo de contraer algún día un cáncer.

Los órganos más afectados por el cáncer son el colon y el recto (30.000 casos al año), el pulmón (28.000), el pecho en la mujer (30.000; una mujer de cada nueve lo padece o lo padecerá en el transcurso de su vida) y la próstata en el hombre (también 30.000). Y resulta que esos cánceres son asimismo los más sensibles a los hábitos alimentarios. En consecuencia, comer mejor le resultará especialmente beneficioso si desea conservar la salud.

Como comprobará, los alimentos aconsejados para preservar del cáncer son parecidos a los que protegen el corazón... y el cerebro. Así pues, no tendrá que elegir entre proteger el corazón y prevenir el cáncer; los hábitos que hay que favorecer son, en conjunto, los mismos (véase tabla pág. 34).

Cerebro: los alimentos clave para mantenerse joven

En Francia, entre 350.000 y 400.000 personas padecen la enfermedad de Alzheimer, a lo que hay que sumar los otros tipos de demencia; en total, unos 500.000 individuos sufren un deterioro intelectual importante. Esas enfermedades afectan al 5 por ciento de la población de más de sesenta y cinco años y al 15 por ciento de la de más de ochenta y cinco años.

La enfermedad de Alzheimer afecta principalmente a las personas mayores, y el carácter «epidémico» que ha adquirido en los últimos años es, en parte, resultado del alargamiento de la vida. Pese a los numerosos intentos de encontrar un medicamento eficaz, por el momento los laboratorios farmacéuticos no lo han conseguido. En tal contexto, ¿es concebible una prevención nutricional? En este campo, las investigaciones científicas no han hecho más que empezar, pero ya hay algunas pistas prometedoras relacionadas, sobre todo, con los ámbitos siguientes.

Escoger las grasas adecuadas

El cerebro, al igual que el conjunto del cuerpo, necesita lípidos, y por lo tanto grasas, para funcionar bien. Pero el equilibrio entre las diferentes grasas alimentarias es primordial para la evolución de las capacidades cerebrales. Determinados excesos, frecuentes en la alimentación actual, son nefastos. El exceso de grasas animales (carne y embutidos grasos, mantequilla, queso, etc.) duplica el riesgo de alteración intelectual; pero lo mismo sucede con el exceso de determinadas grasas vegetales ricas en omega 6 (margarinas, aceite de girasol, de maíz, de pepita de uva, etc.)

Por el contrario, el consumo de pescado y, probablemente, de aceites ricos en omega 3 (sobre todo aceite de soja) disminuye el riesgo a la mitad. En cuanto a los aceites de oliva y de cacahuete, parece ser que, en este plano, tienen un efecto neutro, ni protector ni nocivo.

Una o dos copas de vino

Las bebidas alcohólicas desempeñan un papel ambivalente; al parecer, una o dos copas de vino al día protegen el cerebro, ya que las personas que beben razonablemente se ven afectadas dos veces menos que las abstemias; y a la inversa, cuando se pasa habitualmente de tres copas, la toxicidad del alcohol para el cerebro se impone sobre sus efectos beneficiosos. El número de demencias y de casos de enfermedad de Alzheimer es más elevado entre las personas muy bebedoras, de modo que conviene moderar el consumo de vino, precaución que debe aplicarse a todas las bebidas alcohólicas, pues lo que influye es la cantidad total diaria de alcohol.

Los alimentos ricos en vitaminas B_9, B_{12} o E

Cuando se sigue una alimentación pobre en vitamina B_9 o B_{12}, la concentración de estas vitaminas en la sangre disminuye. Esto conlleva sus riesgos, pues se ha demostrado que la posibilidad de sufrir diez años más tarde una atrofia del cerebro o la enfermedad de Alzheimer se multiplica por dos o por tres. Estas vitaminas desempeñan un papel directo sobre las células nerviosas y la protección del cerebro. Encontrará vitamina B_9 (también llamada folato) en la mayoría de las verduras (sobre todo en los berros, las espinacas, la col y la lechuga) y las frutas (principalmente en las fresas y demás frutos rojos, el melón, los cítricos y el plátano). También está presente en los frutos oleaginosos (nueces, avellanas) y los frutos secos, así como en el hígado y los quesos fermentados (azules, roquefort, camembert, etc.)

En cuanto a la vitamina B_{12}, sólo se encuentra en los alimentos de origen animal (despojos, carne, pescado, huevos) y, en menor cantidad, en los productos lácteos. Por consiguiente, los regímenes vegetarianos estrictos, que excluyen incluso los huevos y los productos lácteos, distan mucho de favorecer un buen envejecimiento del cerebro.

En los grandes consumidores de alimentos ricos en vitamina E, el riesgo de contraer la enfermedad de Alzheimer se reduce un 60 por ciento en relación con los que consumen pocos alimentos de este tipo. Encontramos vitamina E en los aceites vegetales, las nueces, las almendras y las avellanas, el germen de trigo, el pescado azul, el pan de centeno, los huevos y las verduras. Curiosamente, no se ha observado ningún efecto protector con los comprimidos de vitamina E; la vitamina E natural de los alimentos (gamma-tocoferol) no es la misma que la de los comprimidos (alfa-tocoferol) y parece ser que tiene un poder antioxidante (véase pág. 45) más aprovechable para el cerebro.

Cuidado con el aluminio

El aluminio es tóxico para las células nerviosas, ya que ocupa el lugar del hierro o del magnesio y altera su organización; en la enfermedad de Alzheimer, las neuronas sufren una degeneración caracterizada, entre otras cosas, por la acumulación de aluminio. Para no sobrecargar el cerebro de aluminio, adopte algunas precauciones:

• Evite beber habitualmente un agua cuya concentración de aluminio sobrepase 0,1 mg/l, ya que podría duplicar los riesgos de alteración cerebral. Para conocer el contenido en aluminio del agua que tiene en casa, diríjase al ayuntamiento de su localidad, el cual debe recoger ese tipo de información y transmitirla a los consumidores que la solicitan.

• El aluminio de los utensilios de cocina, al difundirse hacia el alimento, puede contaminarlo. Por lo tanto, evite la cocción a la papillote en papel de aluminio de los alimentos, así como la utilización de cazuelas de aluminio; este consejo es importante sobre todo para la fruta, la verdura y otros alimentos un poco «ácidos», por ejemplo el zumo de limón sobre un pescado a la papillote. Evite conservar alimentos, en especial los embutidos, en contacto directo con papel de aluminio.

Resumiendo, si desea proteger su cerebro de los efectos del envejecimiento, incluya a menudo en su dieta:

- pescado,
- aceite de soja (rico en omega 3) y, en menor grado, aceite de oliva y de cacahuete,
- vino, sin sobrepasar dos copas al día,
- verdura, fruta, frutos secos, nueces y avellanas,
- carne, hígado y paté de hígado (foie-gras, por ejemplo), quesos fermentados, huevos. Estos alimentos son beneficiosos, pero deben consumirse con moderación, pues, aunque son ricos en vitaminas B_9 y B_{12}, protectoras, también lo son en grasas saturadas, cuyo exceso es nefasto para el cerebro.

No abuse, en cambio, del alcohol, los regímenes vegetarianos estrictos y la cocción en aluminio. Evite cocinar muy a menudo con mantequilla y con nata (ricas en grasa animal), y también con margarina y aceite de girasol (así como con otros aceites ricos en omega 6, véase pág. 113).

Longevidad: ¿hay que ayunar?

Varios laboratorios de investigación han demostrado que, cuando se administra una alimentación frugal a monos o ratas que viven en cautividad, se alarga su vida. ¿Significa esto que hay que controlarse continuamente para tener la esperanza de vivir más tiempo? Nada más alejado de la realidad. Existen varios argumentos válidos para oponerse a semejante actitud:

– En cautividad, las ratas y los monos son poco activos y, cuando se les deja comer todo lo que les gusta, tienen tendencia a la obesidad. El hecho de reducirles la cantidad de comida impide la evolución. Sin embargo, no se ha demostrado que tal reducción alargue la vida de los animales que viven en libertad.

– Los estudios científicos realizados con el hombre tampoco han demostrado que, a igual peso, los que comen poco vivan más.

– En un estudio norteamericano realizado hace ya medio siglo, se propuso a un grupo de hombres que se obligaran a comer menos de lo que necesitaban y, por lo tanto, a adelgazar, aun cuando su peso era normal. Al cabo de seis meses, esos «cobayas» estaban cansados e irascibles.

– A partir de los setenta años, las personas que comen menos están enfermas más a menudo o mueren precozmente con relación a las que comen más.

– Reducir la alimentación cuando no se tiene necesidad de perder peso puede tener consecuencias nefastas:

• reducción, por falta de tono muscular, del tiempo que se pasa caminando o haciendo deporte,

• descenso del consumo de alimentos protectores.

Debido a las comodidades de la vida moderna y al aumento del sedentarismo, gastamos menos energía que hace cincuenta años y, por lo tanto, necesitamos ingerir menos calorías. En la mayoría de los individuos, el organismo se adapta, la apetencia por alimentos calóricos disminuye y se conserva un peso normal; en tal caso, no hay ninguna razón para comer menos de lo que se tiene ganas. En cambio, cuando se está demasiado obeso, es conveniente restringir el consumo de alimentos calóricos, comer más verduras y adelgazar. Sin embargo, tanto si usted se encuentra en una como en otra de estas situaciones, lo más importante para vivir mejor y más tiempo es, como le proponemos en este libro, escoger bien los alimentos.

3

Alimentos protectores: póngalos a su servicio

Los alimentos que protegen el corazón y el cerebro y los que refuerzan las defensas contra el cáncer casi siempre son los mismos, lo que simplifica no sólo la elección sino también la compra.

Frutas y verduras: inevitables

Sin lugar a dudas habrá oído hablar de la famosa «dieta cretense». La alimentación tradicional de los habitantes de esa parte del mundo protege el corazón y reduce el riesgo de cáncer. Se caracteriza, sobre todo, por su riqueza en frutas y verduras, con un consumo medio por día y persona cercano a los 700 g, frente a los 430 g de Estados Unidos, los 280 g de Holanda y los 330 g de los demás países mediterráneos. Los cretenses comen el doble de fruta y verdura que los habitantes de la mayoría de los demás países y, paralelamente, están menos afectados por las enfermedades cardiovasculares y el cáncer. El efecto protector de la fruta y la verdura también se ha observado en Lyon, a raíz de un trabajo científico lleno de enseñanzas (véase pág. 175).

Cómo la fruta y la verdura protegen el corazón

A los grandes consumidores de fruta y verdura les afectan menos (alrededor de un 30 por ciento menos de riesgo) las enfermedades cardiovasculares, como el infarto de miocardio, los accidentes vasculares cerebrales o la muerte súbita por parada cardíaca.

Hay varios nutrientes protectores que explican esta protección:

- *El potasio,* que poseen en abundancia todas las frutas y verduras, reduce la tensión arterial, así como el riesgo de accidente vascular cerebral y de hemiplejia.
- *La fibra,* presente en todas las frutas y verduras, también reduce la tensión arterial y el riesgo de accidente vascular cerebral; además, disminuye la glucemia y el colesterol en la sangre, lo que favorece la buena salud de las arterias, en particular cuando se padece diabetes o hipercolesterolemia.
- *La vitamina C,* que abunda especialmente en la col, el bróculi, la acedera, el perejil, el ajo, el hinojo, el pimiento, los frutos rojos, el melón, el kiwi y los cítricos; debido a sus propiedades antioxidantes (véase pág. 45), protege contra las enfermedades cardiovasculares.
- *Los polifenoles,* particularmente presentes en la cebolla, la lechuga y otras ensaladas, el perejil, el cebollino y la uva; consumirlos con regularidad parece reducir a la mitad el riesgo de infarto.
- *El magnesio,* que poseen en abundancia las verduras, las nueces, las almendras, las avellanas, los higos y las pasas; un aporte importante dividiría por dos el riesgo de sufrir una angina de pecho y una insuficiencia coronaria.

Alimentos ricos en fibra: al servicio del corazón

— Los grandes consumidores de alimentos ricos en fibra tienen un 40 por ciento menos de riesgo de morir de una enfermedad cardiovascular que los que consumen poca. En Francia se consume por término medio dos o tres veces menos de lo que sería deseable; convendría aumentar claramente el consumo.
— Las mejores fibras para el corazón están presentes en la fruta, la verdura y los copos de avena; estos últimos constituyen una excelente base para un desayuno «protector».
— El salvado de trigo, presente en la mayoría de los demás cereales para desayuno y en el pan con salvado y el pan completo, presenta menos ventajas para el corazón, pero regula el tránsito intestinal; lo mismo puede decirse de las fibras del arroz completo y de las legumbres.

• *Los ácidos grasos omega 3* (véase pág. 54), que abundan en las nueces y la verdolaga; estas particularísimas grasas luchan contra la formación de coágulos y la trombosis, que obstruyen las arterias.

• Además, debido a que *sacian el apetito al tiempo que aportan pocas calorías*, la fruta y la verdura intervienen en la prevención de la obesidad, causa de problemas cardiovasculares y de determinados cánceres (véase pág. 150).

Las nueces: virtudes insospechadas

El consumo regular de nueces (una media de 3-4 nueces al día) se asocia a un descenso espectacular (del 30 al 50 por ciento, según los estudios científicos) del riesgo de angina de pecho y ataque cardíaco. Este efecto protector se explica porque las nueces son ricas en:
— omega 3, que disminuye el colesterol y lucha contra la trombosis y las arritmias cardíacas,
— vitamina E y polifenoles, con propiedades antioxidantes (véase pág. 45),
— magnesio, potasio y cobre, que mejoran la tensión arterial,
— ciertas proteínas vegetales, que relajan las arterias.
Los cretenses, grandes amantes de las nueces en los postres, probablemente les deben parte de su longevidad.
Los demás frutos oleaginosos (almendras y avellanas), así como los frutos secos (higos, dátiles, albaricoques), son importantes debido a su riqueza en oligoelementos y vitaminas, pero no parecen proteger el corazón con tanta eficacia.

Cómo la fruta y la verdura protegen del cáncer
Numerosísimos trabajos científicos han revelado la acción de la fruta y la verdura en la prevención del cáncer. Se podría evitar el 20 por ciento de los cánceres si consumiéramos al menos 400 g de fruta y verdura al día. Esta cantidad corresponde a dos platos de verdura y dos o tres piezas de fruta, que pueden llegar hasta cinco (véase pág. 215 para leer lo que se entiende por «una pieza» de fruta). Tenemos que hacer, de forma individual y colectiva, un esfuerzo para alcanzar esos niveles de consumo, pues en la actualidad el 60 por ciento de los franceses come muy poca fruta y verdura (menos de 4 piezas de fruta o verdura al día).

La influencia no es la misma en todos los tipos de cáncer:

• El efecto protector de la fruta y la verdura se produce sobre todo en relación con los órganos digestivos (boca, esófago, estómago, colon y recto) y los órganos respiratorios (garganta, faringe y pulmones).

• En lo que se refiere al cáncer de colon y recto, uno de los más frecuentes actualmente, las zanahorias y las crucíferas (col, nabo, bróculi) producen el efecto protector más claro, al igual que la familia de las liliáceas, pues el riesgo de contraer cáncer de colon se reduce a la mitad en los grandes consumidores de ajo y cebolla.

• En el caso de la mama, el útero, los ovarios, el páncreas y la próstata, el efecto protector de la fruta y la verdura no está tan claro; parece relacionado sobre todo con el consumo de verduras de color verde o amarillo para la mama, y el de tomate, guayaba, sandía y pomelo rosa para la próstata.

Frutas y verduras: contra la oxidación y el envejecimiento

Toda célula viva se altera progresivamente a causa de un proceso denominado «oxidación», que provoca la formación de unos compuestos nocivos, los «radicales libres». En el cuerpo humano, la oxidación acelera el envejecimiento del organismo en su conjunto y del cerebro en particular; además, favorece el desarrollo de ciertas enfermedades, como el cáncer o las afecciones cardiovasculares. La alimentación desempeña un papel preventivo debido a la presencia de sustancias antioxidantes (que combaten la oxidación), sobre todo las vitaminas C y E, así como los polifenoles y los carotenoides, muy abundantes en la fruta y la verdura.

En esta protección contra el cáncer intervienen varios nutrientes:

• *La vitamina C*: tiene propiedades antioxidantes, combate los radicales libres y, por añadidura, regenera la vitamina E en el organismo.

• *Los carotenoides*: también tienen propiedades antioxidantes, en sinergia con la vitamina C. Los carotenoides proporcionan a la fruta y la verdura una coloración roja anaranjada; constituyen una gran familia en la que cada miembro desempeña un papel muy específico:

- el betacaroteno es un precursor de la vitamina A; favorece una correcta renovación de las células de la piel, la boca y el tubo digestivo;
- el licopeno, presente esencialmente en el tomate, tiene un efecto preventivo contra el cáncer de próstata.

• *Los polifenoles*: al igual que la vitamina C y el betacaroteno, tienen propiedades antioxidantes; parece ser también que pueden proteger a las células sanas contra diversos tóxicos e incluso inhibir el crecimiento de las células cancerosas. Los polifenoles no son vitaminas propiamente dichas, ya que su presencia no es indispensable para la vida; existen varios miles, entre los que destacan los flavonoides, abundantemente representados en la fruta y la verdura.

• *Los glucosinolatos*: presentes en la col, el rábano, el nabo y la mostaza; protegen sobre todo el colon y el recto. El bróculi tiene la particularidad de ser rico en sulforafano, un compuesto que protege el estómago contra el cáncer, las infecciones bacterianas y la úlcera de estómago.

• *La fibra*: es posible que tenga un papel protector específico contra el cáncer de colon, pero no todos los estudios lo corroboran y las investigaciones divergen en ese punto.

La fruta y la verdura contra la osteoporosis

La osteoporosis no es ni un cáncer ni una enfermedad cardiovascular, y su aparición no altera el funcionamiento del cerebro. Sin embargo, es igualmente perjudicial, sobre todo a partir de los sesenta años y especialmente en la mujer, pues provoca aplastamiento vertebral y fracturas óseas. Se sabía que el calcio, la vitamina D, el sol y la actividad física la combatían. Se ha descubierto, además, que la fruta y la verdura, al aumentar la calidad y la resistencia de los huesos, reducen el riesgo de osteoporosis. Un argumento más para consumirlas en todas sus variedades.

Cómo la fruta y la verdura protegen el cerebro

La calidad de la memoria está claramente vinculada a la riqueza en vitaminas de la alimentación, y la fruta y la verdura constituyen una de las principales fuentes de vitaminas. Las personas afectadas de demencia senil o de enfermedad de Alzheimer suelen tener concentraciones sanguíneas más bajas que las que no las padecen, en lo que se refiere a la vitamina B_9 (también denominada folato o ácido fólico) y las vitaminas antioxidantes (A, C, E y carotenoides, véase pág. 45).

El riesgo de contraer la enfermedad de Alzheimer se multiplica por tres en los individuos que, en los años anteriores, tenían un índice bajo de vitamina B_9. Asimismo, cuando se priva de vitamina B_9 a los ratones, su cerebro desarrolla lesiones similares a las que se detectan en el cerebro de las personas que padecen Alzheimer.

Así pues, parece ser que la fruta y la verdura protegen el cerebro gracias a su riqueza en:

• *Vitamina B_9*: reduce la concentración sanguínea de homocisteína, una molécula procedente de la degradación de las proteínas, cuyas propiedades tóxicas empiezan a salir a la luz.

• *Carotenoides y vitamina C*: al parecer actúan debido a sus propiedades antioxidantes (véase pág. 45).

• *Polifenoles* (véase pág. 46): también protegen contra la oxidación. Es posible que intervengan más específicamente contra la enfermedad de Parkinson.

La fruta, la verdura y usted: mis consejos

— En beneficio de su salud, su forma física y su línea, coma cinco piezas de fruta o verdura al día como mínimo.

— En la comida y en la cena, tome todos los días uno o varios platos de verdura (150 g o más por comida para los adultos), por ejemplo ensalada verde o variada, sopa, la verdura del segundo plato, etc.

— La fruta puede consumirse tanto de postre como entre las comidas; lo importante es comer al menos dos piezas al día.

— Si no le gusta la verdura, coma más fruta, y a la inversa; en beneficio de la salud, es conveniente comer diariamente al menos 500 g de la familia frutas y verduras.

— Las dos cosas, crudas o cocidas, son beneficiosas; varíe en función de las recetas y de sus gustos.

— Para que sus hijos les tomen gusto a las verduras, no se las presente en sustitución de los alimentos feculentos, sino junto con la pasta, las patatas o el arroz.

Aceite de soja y aceite de oliva: el mejor no es el que se cree

En los países industrializados, la alimentación suele ser muy grasa y la aparición de numerosas enfermedades se achaca a las grasas alimentarias (o lípidos): afecciones cardiovasculares, cáncer, obesidad.

Durante mucho tiempo se han señalado con el dedo las materias grasas de origen animal (embutidos y carnes, mantequilla, nata y quesos, etc.) por considerarlas las principales responsables. Paralelamente, se ensalzaba el mérito de las grasas vegetales, tanto aceites como margarinas. Hubo modas: primero la del aceite de girasol y luego la del aceite de oliva.

En realidad, no todos los aceites vegetales tienen las mismas virtudes; algunos son beneficiosos, pero otros son más bien perjudiciales. En la actualidad, los trabajos científicos ponen de relieve las grandes ventajas de dos aceites: el aceite de oliva, de nuevo, y sobre todo una novedad entre las estrellas de la nutrición, el aceite de soja, rico en omega 3 y particularmente equilibrado.

Materias grasas, aceites y ácidos grasos: cómo orientarse

Las materias grasas están principalmente representadas por los aceites, la mantequilla, la nata, la margarina y la mayonesa; pueden ser de origen animal o vegetal.

Para comprender bien por qué unas son beneficiosas y otras no tanto, es importante saber que las materias grasas están constituidas por partículas elementales, los ácidos grasos. Aunque todos los ácidos grasos forman parte de la familia de los lípidos, no todos son equivalentes; se distingue entre:

– ácidos grasos saturados,
– ácidos grasos monoinsaturados,

– ácidos grasos poliinsaturados de la familia omega 6,
– ácidos grasos poliinsaturados de la familia omega 3.

Los saturados y los omega 6 son nocivos cuando se consumen en exceso, cosa que ocurre con la alimentación actual. En cambio, habitualmente no se consumen suficientes omega 3 y monoinsaturados, cuando son los más beneficiosos para la salud.

Los ácidos grasos monoinsaturados deberían ser mayoritarios en nuestra alimentación, mientras que los ácidos grasos saturados no deberían sobrepasar el 25 por ciento del total. Por lo demás, la relación entre las cantidades de ácidos grasos omega 6 y omega 3 debería acercarse a 5, lo que significa que, para un equilibrio óptimo, la alimentación debería aportarnos alrededor de 5 veces más omega 6 que omega 3. Así pues, necesitamos más omega 6 que omega 3, pero sin exagerar. Y con la alimentación actual, en general consumimos de 10 a 20 veces más omega 6 que omega 3, es decir, proporcionalmente demasiado omega 6 y muy poco omega 3. Ese desequilibrio, como veremos, es fuente de peligros para la salud.

Para convertir estas nociones en actitudes prácticas, la siguiente tabla ofrece las proporciones de ácidos grasos de los principales aceites, la mantequilla y la margarina; esos valores explican sus respectivos efectos, más beneficiosos o más perjudiciales.

Porcentajes de ácidos grasos de los aceites, la mantequilla y la margarina

	Saturados	Monoinsaturados	Omega 6	Omega 3	Relación Omega 6 Omega 3
Aporte óptimo	25	50	20	5	5
Aporte habitual en Francia	40	30	28	1-2	10 a 20
Aceite de colza	7	60	23	10	2,3
Aceite de oliva	14	76	10	-	-
Aceite de cacahuete	18	62	20	-	-
Aceite de nuez	10	20	58	12	4,8
Aceite de soja	15	25	53	7	7,6
Aceite de girasol	11	20,5	68	0,5	136
Aceite de maíz	12	28	58	2	29
Aceite de pepitas de uva	12	17,5	70	0,5	140
Aceites combinados					
- Isio 4	10	42	46,8	1,2	39
- Primevère	10	49,5	33	7,5	4,4
Mantequilla	52,6	23,5	2	1	2
Margarina de girasol (Fruit d'Or)	11,5	24,5	63,9	0,1	639

La primera línea (horizontal) de esta tabla muestra el equilibrio óptimo de ácidos grasos que debería presentar nuestra alimentación en conjunto, cuando incorporamos la combinación de grasas llamadas «visibles», porque se añaden cocinando o en la mesa (aceite, mantequilla, margarina, nata) y grasas llamadas «ocultas», porque se hallan presentes directamente en el alimento en cuestión (carne y embutido, pescado y productos lácteos, huevos, galletas, chocolate, dulces, platos cocinados y todos los productos manufacturados procedentes de la industria agroalimentaria).

La segunda línea informa del aporte medio de la alimentación, tal como es actualmente cuando se pregunta a los franceses sobre su consumo habitual.

Globalmente, consumimos:

• Demasiados ácidos grasos saturados y ácidos grasos «trans» (véase pág. 114), cuyas consecuencias nocivas para la salud son similares; estos ácidos grasos están presentes sobre todo en la mantequilla, la nata, las grasas «ocultas» de origen animal (salvo el pescado), numerosos productos endulzados, como la bollería, las galletas y las barras de chocolate, así como en la mayoría de los productos manufacturados (galletas saladas, platos cocinados, etc.)

• Demasiados ácidos grasos omega 6 con relación al aporte de omega 3. Los alimentos responsables son determinados aceites (aceite de girasol, de maíz y de pepita de uva, y aceites combinados del tipo Isio 4), los alimentos manufacturados y la mayoría de las comidas ingeridas en colectividad o en el restaurante.

• Insuficientes ácidos grasos monoinsaturados.

• Insuficientes ácidos grasos omega 3.

En las líneas siguientes de la tabla se detalla el contenido de las materias grasas a su disposición, aquellas con las que, mediante una elección adecuada, puede restablecer el equilibrio hacia más omega 3 y más monoinsaturados:

• El aceite de soja (así como el de nuez) parece la materia grasa más apta para responder a este doble objetivo, ya que es a la vez rico en monoinsaturados y en omega 3. Es el aceite más barato, lo que explica que no sea objeto de campañas publicitarias. Los industriales obtienen más beneficios con materias grasas más caras, como el aceite de oliva y de pepita de uva, la margarina de girasol y anticolesterol, y los aceites combinados, de modo que no tienen ningún interés en que se conozcan las ventajas del aceite de soja. Este hecho no debe llevarle a creer que el aceite de soja es un aceite de mala calidad; muy al contrario, sin duda es uno de los más beneficiosos para la salud.

- Los aceites de oliva y de cacahuete le aportan monoinsaturados, pero nada (o casi nada) de omega 3.
- Los aceites de girasol, maíz y pepita de uva, el aceite combinado Isio 4 y la mayoría de las margarinas son demasiado pobres en monoinsaturados y en omega 3 y demasiado ricos en omega 6; su utilización regular acentúa el desequilibrio en un sentido potencialmente perjudicial para su salud.
- La mantequilla y la nata son ricas en ácidos grados saturados.

Cómo los aceites de soja y de oliva protegen el corazón

Creta se halla preservada de las enfermedades cardiovasculares, gracias en gran parte al aceite de oliva y, sobre todo, a los omega 3, idénticos a los del aceite de soja pero procedentes, en el caso de la población de Creta, de su consumo de nueces y verduras locales, como la verdolaga. Los japoneses, grandes consumidores de aceite de colza, también se encuentran protegidos. Numerosos trabajos científicos han confirmado la importancia de los omega 3 para reducir tanto el riesgo de infarto como, sobre todo, el de las temibles arritmias y la «muerte súbita» por parada cardíaca. Un estudio[1] muy completo realizado en Lyon (véase pág. 175) ha demostrado el efecto protector de una alimentación rica en frutas y verduras y en la que las principales

1. Este estudio se llevó a cabo con 605 personas que ya habían sufrido un infarto de miocardio y parecían, en este aspecto, particularmente frágiles.

materias grasas proceden de los aceites de soja y oliva; el riesgo de morir a causa del corazón disminuye en un 75 por ciento.

¿Cómo actúan los aceites de soja y de oliva? Mediante tres factores como mínimo: los ácidos grasos monoinsaturados (en los aceites de soja y de oliva), los omega 3 (sobre todo en el aceite de soja) y los polifenoles (esencialmente en el aceite de oliva virgen).

• Los ácidos grasos monoinsaturados se encuentran presentes sobre todo en el aceite de soja, el aceite de oliva y el aceite de cacahuete. Presentan varias ventajas:

– Disminuyen el colesterol total al tiempo que aumentan el colesterol bueno (el colesterol HDL).

– A diferencia de los ácidos grasos saturados y de los omega 6, no favorecen la formación de coágulos en la sangre y, por lo tanto, no aumentan el riesgo de trombosis en las arterias.

– Son menos frágiles que los omega 6, lo que los hace más aptos para resistir a los fenómenos de oxidación (véase pág. 45).

• Los omega 3 (de los que forma parte el ácido alfa-linolénico, denominación que figura a veces en la etiqueta de los aceites correspondientes) se hallan presentes esencialmente en el aceite de soja, pero también en el pescado azul, las nueces, las avellanas, la verdolaga y el aceite de nuez; son especialmente útiles porque:

– Disminuyen el colesterol malo pero no el bueno.

– Disminuyen la agregación de las plaquetas, es decir, la formación de coágulos en la sangre, y en consecuencia reducen el riesgo de trombosis y accidente cardíaco.

– Favorecen el buen funcionamiento de los nervios que regulan los latidos del corazón.

• Los polifenoles del aceite de oliva virgen protegen las arterias contra los fenómenos de oxidación.

Cómo el aceite de oliva protege del cáncer

Desde hace tiempo, diversos experimentos efectuados con animales de laboratorio sugieren la responsabilidad de una alimentación globalmente demasiado grasa en la aparición de ciertos cánceres, como los de mama, próstata, colon y recto. Esta noción se corrobora por la observación de los japoneses, poco afectados por esos tipos de cáncer cuando viven en su país de origen, donde la alimentación es pobre en grasas, mientras que su índice de cáncer aumenta rápidamente cuando emigran a Estados Unidos y adoptan hábitos alimentarios claramente más grasos. Un argumento más para recomendarle que no coma demasiadas grasas.

Aceite de soja:
cocine a fuego lento y evite las frituras

— Como los demás aceites ricos en omega 6 y en omega 3, el aceite de soja se degrada durante la cocción prolongada a alta temperatura; para freír, es preferible utilizar un aceite rico en ácidos grasos monoinsaturados, como el aceite de cacahuete y el de oliva.

— En cambio, contrariamente a lo que permitiría suponer la etiqueta, el aceite de soja soporta bien las condiciones normales y habituales de cocción. Puede utilizarlo, pues, para cocinar en lugar de otro aceite, salvo en caso de cocción prolongada a temperatura muy alta, como los baños repetidos de fritura.

Las grasas peligrosas

En la actualidad, los conceptos adquieren precisión y los investigadores diferencian las diversas fuentes de grasas. Dos tipos de ácidos grasos aparecen como potencialmente inductores de cáncer en caso de consumo elevado: los ácidos grasos saturados y los omega 6.

• Los ácidos grasos saturados (procedentes principalmente de los productos de origen animal —excepto el pescado— y de numerosos alimentos manufacturados) son sospechosos en los cánceres de mama, próstata, colon y recto, así como en los de pulmón y útero.

• Los ácidos grasos omega 6 (presentes sobre todo en los aceites de maíz, girasol y pepita de uva, además de en numerosas margarinas) estimulan la proliferación de las células cancerosas y de las metástasis, en particular las del colon y mama. Estos resultados proceden esencialmente de experimentos con animales o con cultivo de células. En exceso, los omega 6 son peligrosos, pues favorecen la síntesis en el organismo de las prostaglandinas de la serie 2, así como los procesos inflamatorios, dos mecanismos que estimulan la cancerogénesis.

Los beneficios de los aceites de soja y de oliva

¿Qué se puede decir de los aceites de oliva y de soja? Ambos son ricos en ácidos grasos monoinsaturados, que parecen tener un efecto neutro, ni favorecen ni frenan los procesos de cancerogénesis.

¿Y de los omega 3, más específicos del aceite de soja? Según todos los indicios, los omega 3 protegen del cáncer mediante, al menos, dos formas de actuar: inhiben la acción nociva de los omega 6 —véase más arriba— y debilitan las células cancerosas, que de este modo el organismo puede eliminar con más facilidad. Además, reducen el riesgo de metástasis y están asociados a una prolongación de la supervivencia de los pacientes cancerosos.

De hecho, en el «estudio de Lyon» (véase pág. 175), la aparición global de cáncer se reducía casi un 60 por ciento después

Aceite virgen o aceite refinado: ¿cuál escoger?

Refinar un aceite es someterlo a una sucesión de procesos tecnológicos encaminados a extraer del «aceite bruto» determinados componentes que se consideran perjudiciales, bien por razones de toxicidad (pesticidas, micotoxinas, metales pesados), bien por su sabor o su aspecto (pigmentos, ceras, aromas, fosfolípidos).

El refinado, aunque muchas veces es indispensable, presenta algunos inconvenientes:

— alteración de los antioxidantes naturales del aceite, como la vitamina E o los polifenoles, cuyos índices descienden alrededor del 20 y el 70 por ciento respectivamente,

— degradación de los ácidos grasos más frágiles, cuando el refinado tiene lugar a una temperatura demasiado elevada, con formación de nuevos elementos menos favorables para la salud,

— empobrecimiento del sabor natural del aceite.

En cuanto al aceite virgen, se beneficia de métodos de extracción menos agresivos, pero más costosos. En consecuencia, generalmente es más rico en vitaminas, en antioxidantes y en sabor.

Entonces, ¿es mejor consumir un aceite virgen (no refinado) o un aceite refinado? Si es usted perfeccionista, elija sin dudarlo los aceites vírgenes; pero si prefiere una opción más sencilla y menos costosa, aproveche también los aceites refinados. Desde el punto de vista de la salud, la diferencia es, en definitiva, bastante escasa, sobre todo en lo que se refiere al aceite de soja, cuyos efectos beneficiosos han sido demostrados a partir de las variedades que se encuentran en los comercios, es decir, casi todas refinadas. Que cada cual elija en función de sus gustos y de su tradición culinaria.

de cuatro años de una alimentación rica en omega 3 (procedentes del aceite de soja) y en aceite de oliva, y pobre en ácidos grasos saturados y en omega 6. Un argumento suplementario para aconsejarle el consumo de aceite de soja (en especial) y de oliva (también).

Cómo los aceites de soja y de oliva protegen el cerebro

La elección de las materias grasas influye en el funcionamiento del cerebro en los diversos períodos de la vida; independientemente de la edad, la falta de omega 3 es perjudicial, como también lo es el exceso de omega 6. Así:

- Desde los primeros meses del embarazo, la elección de los aceites de la futura mamá influye en el desarrollo del cerebro del feto. Para desarrollarse convenientemente, el feto depende exclusivamente de las reservas de la madre y de la alimentación de ésta. Y el cerebro del feto tiene una gran necesidad de omega 3, mientras que, por el contrario, un exceso de omega 6 altera la formación de las neuronas e incluso lleva a una reducción del tamaño del cerebro, con un riesgo, ligero pero real, de descenso de la capacidad intelectual del futuro niño.
- Más tarde, en el transcurso de los primeros años de vida, la elección de las materias grasas influye en la capacidad de aprendizaje del niño. Los experimentos más rigurosos se han llevado a cabo con ratas jóvenes; su capacidad de aprendizaje se reduce cuando se someten a una alimentación pobre en omega 3 o rica en ácidos grasos saturados.
- En el otro extremo de la vida, en la tercera edad, los omega 3 reducen a la mitad el riesgo de demencia. A la inversa, este riesgo prácticamente se multiplica por dos en las personas cuya alimentación es globalmente demasiado grasa, o que consumen sobre todo materias grasas ricas en ácidos grasos saturados de origen animal o en omega 6 (aceites de girasol, de maíz, etc.)

Para los incondicionales del aceite de oliva (y para aquellos que no toman nunca aceite de soja)

Tal vez forme usted parte de las personas para las que el aceite de oliva es el único saludable. El aceite de oliva lo tiene todo para gustar, eso es indudable: un origen plurimilenario, un nacimiento mediterráneo, una extracción natural, un sabor inigualable y, desde mediados de los años ochenta, la etiqueta de «bueno para el corazón» vinculada al descubrimiento de los beneficios de la dieta cretense.

Sólo le falta una virtud, pero muy importante: los omega 3, tan beneficiosos para la salud.

Los omega 3 se hallan presentes, en cambio, en el aceite de soja, y lo están en unas proporciones idóneas. Pero si no le gusta el aceite de soja o desea permanecer fiel al aceite de oliva en exclusiva, tiene otras soluciones —más complicadas, desde luego, y no siempre tan eficaces— para cubrir las necesidades de omega 3 del organismo:

— el pescado azul (véase pág. 61),
— las nueces (véase pág. 44),
— los productos naturalmente ricos en omega 3 o enriquecidos con estos ácidos grasos (véase pág. 118).

Así pues, el aceite de soja y el de oliva, ambos pobres en ácidos grasos saturados y en omega 6, son de utilidad para el funcionamiento del cerebro. Sin embargo, el aceite de soja, rico en omega 3, es más adecuado, como también lo es para la protección contra las enfermedades cardiovasculares y el cáncer. Los omega 3 tienen, además, la ventaja de que en las dos edades más vulnerables, la primera infancia y la tercera edad, mejoran la calidad de la visión.

El aceite de soja, el aceite de oliva y usted: mis consejos

— Utilice el aceite de soja o el de oliva para las ensaladas, en la mesa y en la cocina.
— Todos los aceites son ricos en lípidos (100 por ciento); si tiene problemas de peso, procure no tomar mucho: entre 2 y 3 cucharadas soperas al día, es decir, entre 20 y 30 g.
— Modere la temperatura y el tiempo de cocción para conservar todas las virtudes de estos dos aceites o, mejor aún, aprenda a apreciarlos crudos: un chorrito de aceite de oliva o de soja en la pasta, las patatas asadas con piel, las verduras hervidas, etc.
— Para las frituras, el aceite de cacahuete es el más apropiado, pues es el más estable en la cocción.

Pescado y demás productos del mar: una buena y justificada reputación

Debido a su «ligereza», el pescado y demás productos del mar tienen buena prensa entre los adeptos de la dietética y de la delgadez. No obstante, sería una pena relegarlos a la categoría de alimentos de régimen, pues no es en la silueta, sino en el interior del organismo donde producen sus efectos más positivos.

Cómo el pescado protege el corazón

Las personas que incluyen regularmente en su menú un plato de pescado tienen entre un 40 y un 60 por ciento menos de riesgo de morir de cáncer. ¿Cuánto? Entre 300 y 400 g a la semana, es decir, tres o cuatro platos semanales de pescado (de 100 a 150 g por comida). El consumo de pescado no influye tanto en la prevención del infarto de miocardio como en la de la muerte súbita por arritmia cardíaca. ¿Mediante qué mecanismo? Mediante su riqueza en ácidos grasos omega 3, de la misma familia que los que proporciona al aceite de soja buena parte de sus virtudes.

La protección que ofrece el consumo de pescado le interesa si ha sufrido un accidente cardíaco (para prevenir una repetición), pero también aunque no haya tenido nunca problemas cardíacos (puede evitarle un primer accidente): reduce el riesgo de arritmias cardíacas mortales en un 45 por ciento en el primer

LOS PESCADOS Y MARISCOS RICOS EN OMEGA 3

Contenido en omega 3 en mg por 100 g	
De 4.000 a 5.000 mg	Arenque (Atlántico) - caballa ahumada - atún.
De 2.000 a 4.000 mg	Arenque (Báltico) - caballa - salmón fresco.
De 1.000 a 2.000 mg	Sardinas - anguila.
De 500 a 1.000 mg	Bogavante - fletán - mújol - anchoa - trucha - carpa.
Menos de 500 mg	Rape - ostras - langosta - mejillones - caracoles.

A partir de la tabla de composición Souci. Fachmann. Kraut. 2000.

caso y en un 81 por ciento en el segundo. Sí, ha leído bien, 8 de cada 10 fallecimientos por arritmia podrían evitarse simplemente consumiendo pescado con regularidad. Sin duda por eso los pueblos que son grandes consumidores de pescado, como los japoneses, los cretenses y los esquimales, se encuentran protegidos contra las afecciones cardíacas.

Cómo el pescado protege del cáncer

Los efectos protectores del pescado contra el cáncer no son tan claros como contra las enfermedades cardiovasculares. En algunos trabajos científicos no se ha encontrado ningún efecto protector al comparar grandes y pequeños consumidores de pescado. Estos decepcionantes resultados quizás estén relacionados con determinadas formas de preparación, como la salazón (bacalao seco, por ejemplo), que son cancerígenas y, por ello, al parecer anulan el efecto protector del pescado. En cambio, otros trabajos llegan a conclusiones más alentadoras en relación con el cáncer de próstata, por ejemplo, que afecta de dos a tres veces menos a los grandes consumidores de pescado. Esta protección se obtiene gracias también a las grasas omega 3, que poseen en abundancia sobre todo los pescados de los mares fríos (véase tabla anterior).

Cómo el pescado protege el cerebro

En Holanda, los hombres de sesenta y nueve años o más que consumen regularmente pescado sufren dos veces menos alteraciones intelectuales relacionadas con la edad que los que no lo consumen. ¿Cómo actúa el pescado? Una vez más, a través de los omega 3, que, al parecer, protegen más el cerebro que los del aceite de soja, pues, gracias a su peculiar estructura, se incorporan de forma más directa a las neuronas. Estos ácidos grasos facilitan el mantenimiento de las facultades intelectuales a partir de los sesenta años, pero su importancia se manifiesta mucho

Es preferible un pescado de piscifactoría fresco que un pescado salvaje congelado.

— Para responder a la creciente demanda de pescado, se han desarrollado las piscifactorías. El pescado de piscifactoría, alimentado con aceite y harina de pescado, de trigo, de almidón o de maíz, es tan rico en proteínas como el pescado salvaje y un poco más graso. Asimismo, su contenido en omega 3 (una de las principales virtudes del pescado desde el punto de vista de la salud) es igual o ligeramente superior al del pescado salvaje; el salmón, por ejemplo, aporta 16 g de lípidos y 2,6 g de omega 3 si es de piscifactoría, y 10 g y 2,1 g respectivamente si es salvaje. Las virtudes del pescado desde el punto de vista de la salud no se ven alteradas cuando éste es de piscifactoría.
— En cambio, tanto en el pescado salvaje como en el de piscifactoría, la congelación prolongada a lo largo de varios meses produce una degradación progresiva de las proteínas, los lípidos y, sobre todo, los omega 3.
— En consecuencia, aunque sea de piscifactoría, un pescado fresco tendrá mejores cualidades nutricionales que un pescado salvaje congelado y almacenado desde hace varios meses.
— En cuanto a las conservas de pescado, el envasado, incluso prolongado, mantiene estables las cualidades de los omega 3 y, por lo tanto, no presenta los mismos inconvenientes que la congelación, así que puede disfrutar sin reservas de las sardinas y las caballas en aceite.

antes, ya que participan en el desarrollo cerebral desde la vida fetal y durante los primeros meses de vida.

El rendimiento intelectual no es el único beneficiado, ya

que los omega 3 del pescado también intervienen en determinadas enfermedades, especialmente en la depresión. Por eso, la depresión es mucho más frecuente en los países de bajo consumo de pescado (Canadá, Alemania, Nueva Zelanda) y menor en los países de elevado consumo (Japón, Corea y Taiwan, por ejemplo). Asimismo, la depresión posparto de las jóvenes madres es menos frecuente en las mujeres que han llevado previamente una dieta rica en omega 3 (pescado, aceite de soja, etc.)

El pescado y usted: mis consejos

— Coma pescado al menos tres veces por semana; no prescinda del pescado azul (salmón, atún, sardina, caballa, etc.), el más útil por ser el más rico en omega 3.
— Aproveche también la sencillez de los pescados en conserva (caballa, atún, sardinas, etc.), dado que mantienen sus cualidades beneficiosas. Evite almacenar el pescado congelado varios meses.

Pan y alimentos feculentos: elija con tino

La fama «dietética» del pan y los alimentos feculentos es bastante confusa, unas veces gratificante, cuando los presentan como una fuente de azúcares lentos, y otras peyorativa, cuando los acusan de que hacen engordar. La realidad es a la vez más simple y más compleja, sobre todo en lo que se refiere a sus efectos protectores sobre el corazón y el cerebro.

Pan y alimentos feculentos, glúcidos lentos y rápidos: ¿cómo orientarse?

La palabra «feculento» no tiene el mismo significado para un botánico que para un nutricionista. Para el primero, un alimento feculento es un tubérculo o una raíz (la patata y la mandioca, por ejemplo) del que se extrae un fino polvo blanco, la fécula; así, la tapioca es la fécula de la mandioca. Para el nutricionista, el término «feculento» aglutina alimentos de origen vegetal, ricos en proteínas y sobre todo en glúcidos; en este sentido es en el que se utilizará en este libro. Se incluye el pan, elaborado con derivados de los cereales (trigo casi siempre, centeno, etc.)

La familia de los alimentos feculentos	
Alimentos feculentos derivados de los cereales	Pasta, arroz, trigo entero (por ejemplo, Ebly), trigo triturado (bulgur o pilpil).
Legumbres	Lentejas, garbanzos, tirabeques, judías blancas, judías rojas, fríjoles.
Otros alimentos feculentos	Patatas, maíz, guisantes.

El carácter «lento» o «rápido» de un alimento rico en glúcidos refleja la lentitud o la rapidez con la que se digieren. Los nutricionistas hablan asimismo de alimento con índice glucémico elevado (los azúcares rápidos) o bajo (los azúcares lentos). En este libro, para favorecer una mejor comprensión, hablaré de glúcidos lentos (o azúcares lentos) para referirme a los alimentos con índice glucémico bajo (digeridos con lentitud) y de glúcidos rápidos (o azúcares rápidos) para referirme a aquellos con índice glucémico elevado (digeridos con rapidez).

¿Glúcidos lentos o rápidos?

— Los *glúcidos rápidos*, también llamados *«azúcares rápidos»*, están presentes en el azúcar de mesa, en numerosos alimentos endulzados, las golosinas, los refrescos y algunos alimentos poco o nada endulzados, pero demasiado refinados (por ejemplo, el pan blanco) o demasiado «trabajados» por la industria agroalimentaria (los biscotes, las galletas saladas y la mayoría de los cereales para desayuno). Consumidos con demasiada frecuencia, los glúcidos rápidos son bastante nocivos para la salud.

— Los *glúcidos lentos*, llamados asimismo *«azúcares lentos»*, están presentes en la mayoría de las frutas, las legumbres, la pasta, el arroz, la sémola, el trigo triturado (bulgur) y los copos de avena, así como en algunos panes especiales (completo, con cereales, de centeno, integral), sobre todo cuando la harina está relativamente poco molida y el pan tiene un aspecto denso y compacto. Los glúcidos lentos son beneficiosos para la salud.

— En cuanto a las *patatas*, pueden contener unos u otros; todo depende de cómo estén preparadas. En puré o fritas, proporcionan al organismo glúcidos rápidos; cocidas con piel, sin cortar (para evitar el contacto directo del agua con la carne de la patata), proporcionan azúcares lentos, sobre todo si la cocción es al horno.

A fin de no engordar, de estar en mejor forma y de proteger el corazón y el cerebro, conviene disminuir el índice glucémico global de las comidas. Para lograrlo, hay dos soluciones complementarias:

• escoger preferentemente glúcidos lentos (véase cuadro anterior);

• ralentizar la absorción de los glúcidos de las comidas siguiendo los sencillos consejos resumidos en el cuadro siguiente. Gracias a esta segunda solución, no tendrá necesidad de desterrar de su alimentación los alimentos ricos en azúcares rápidos, sino que podrá comer de todo.

Menos azúcares rápidos, más glúcidos lentos: cómo orientarse en cada comida

— Coma preferentemente alimentos ricos en glúcidos lentos (véase cuadro anterior).
— Evite los refrescos y los zumos de frutas.
— Modere el consumo de purés y compotas; prefiera los alimentos no triturados.
— Consuma alimentos integrales o asocie en una misma comida uno feculento y una verdura (véase pág. 208); las fibras de la verdura ralentizarán la digestión de los glúcidos del alimento feculento.
— Limite el tiempo de cocción (por ejemplo, coma la pasta «al dente»).
— Cueza las patatas enteras y con piel.
— Incorpore un poco de materia grasa a los platos (un chorrito de aceite de soja, de nuez o de oliva, una pizca de mantequilla, etc.)
— Reserve los alimentos endulzados para el final de la comida, como postre; la digestión de los alimentos que los hayan precedido en la comida hará más lenta la de sus azúcares rápidos.

Cómo escoger los alimentos feculentos para que protejan el corazón

Las legumbres, el bulgur, la pasta, el arroz integral, el pan integral, el pan de centeno y el pan con cereales son los más eficaces contra las enfermedades cardiovasculares y la diabetes. No obstante, el arroz tradicional, las patatas y la sémola también resultan útiles.

Varios elementos explican esta protección:

• *La riqueza en fibra*: la fibra disminuye la tensión arterial y hace bajar el colesterol malo (LDL), de modo que un consumo de alimentos ricos en fibra y en glúcidos lentos podría disminuir el riesgo de enfermedades cardíacas en alrededor de un 40 por ciento. Además, la fibra reduce el riesgo de diabetes.

• *La presencia de proteínas vegetales*: también poseen la propiedad de reducir ligeramente la tensión arterial; pero, sobre todo, actúan sobre la homocisteína, una sustancia que fabrica el cuerpo humano y que resulta peligrosa para el corazón y las arterias cuando se encuentra en una concentración elevada en la sangre. Las proteínas de origen animal (presentes en la carne, el pescado y los productos lácteos) aumentan la homocisteína, mientras que las proteínas vegetales de las legumbres y los alimentos derivados de los cereales la disminuyen.

• *Las vitaminas B_6 y B_9* (presentes sobre todo en las legumbres, el bulgur, la pasta y el arroz completo): disminuyen la homocisteína como con toda probabilidad lo hacen las proteínas vegetales.

• *El aporte de magnesio*: muy probablemente, es un elemento protector para el corazón y las arterias.

• *La presencia de glúcidos lentos*: estos azúcares son absorbidos lentamente por el organismo, lo que provoca un ligero aumento de la glucemia y de la insulina en la sangre. Comparada con una alimentación rica en azúcares rápidos, esta «lentitud» reduce el riesgo de enfermedades cardiovasculares y de diabetes (el riesgo de diabetes disminuye a la mitad mediante una alimentación rica en azúcares lentos y legumbres).

Pasta y arroz de cocción rápida: unos progresos tecnológicos fuente de inconvenientes nutricionales

Para ayudarnos a cocinar más deprisa, la industria agroalimentaria ha ideado pasta y arroz de cocción rápida: de 2 a 3 minutos en lugar de entre 8 y 15, que es lo habitual. La otra cara de la moneda es que el proceso tecnológico de fabricación altera la arquitectura de los glúcidos, que de este modo se alejan de la familia de los glúcidos lentos para acercarse a la de los azúcares rápidos. Así pues, para la salud es preferible permanecer fiel a las formas tradicionales del arroz y la pasta.

Cómo escoger los alimentos feculentos para que protejan del cáncer

Para protegerse del cáncer, también le conviene dar preferencia a las legumbres, a los alimentos integrales derivados de los cereales y a una alimentación con predominio de glúcidos lentos (véase cuadro pág. 66).

Las legumbres, a semejanza de las verduras, son una fuente importante de folatos (vitamina B_9) y polifenoles, y tanto unos como otros combaten la proliferación de las células cancerosas.

Las legumbres y los alimentos integrales derivados de los cereales son ricos en fitatos, que al parecer desempeñan un papel protector contra el cáncer de colon.

Si opta por preparar los platos de manera que descienda el

índice glucémico de sus comidas (y, por lo tanto, que «ralentice» la absorción de los glúcidos), fabricará menos insulina (una hormona que el páncreas segrega en la sangre durante la digestión). Y el hecho de que esa hormona disminuya reduce la proliferación de las células del organismo y también los riesgos de desarrollar un tumor canceroso. Es el mismo mecanismo por el que practicar un deporte y perder peso, en caso de obesidad, hacen que disminuya el riesgo de cáncer.

Pan integral, pan con cereales.
¿Hay que temer a los pesticidas?
¿Hay que consumirlos «bio»?

— Estos panes se fabrican a partir del grano de trigo entero y, por ello, contienen salvado, el envoltorio del grano, que está en contacto directo con los pesticidas y los abonos. ¿Debe eso hacernos desconfiar?

— En realidad, salvo en caso de accidente o fraude, la cantidad de esos productos químicos que contienen los alimentos no supone ningún riesgo sanitario, de modo que se puede comprar sin peligro pan integral en la panadería habitual.

— El caso del pan con salvado es distinto. Es pan integral al que se le añade salvado sin refinar. La única ventaja que tiene es que acelera el tránsito intestinal; por lo tanto, sólo es aconsejable en caso de estreñimiento pertinaz. Dada su riqueza en salvado (del 20 al 30 por ciento del peso total del pan), es el único cuyas variedades procedentes de la agricultura biológica tienen una utilidad real.

¿Qué pan escoger?
Escoja un pan de panadería compacto, denso y lento de masticar. Ese tipo de pan es rico en azúcares lentos. Es el caso del pan integral y, sobre todo, del pan con cereales y del pan de centeno. Además, a diferencia del pan blanco (en barra o redondo), esos panes son ricos en fibra, magnesio y vitaminas del grupo B, que protegen de las enfermedades cardiovasculares.

Con la excepción de algunos panes de centeno negro de origen nórdico, como el Pumpernickel y el Schwartzbrot, en general, los panes industriales (pan de molde blanco o de molde integral, pan con salvado cortado, etc.) están enriquecidos con azúcar y materias grasas. Fundamentalmente, tienen una miga demasiado floja, insuficientemente compacta, y en consecuencia son fuente de azúcares más rápidos, menos beneficiosos para la salud.

Las barras de apariencia ligera y demasiado floja, hechas con harina completamente blanca, son ricas en glúcidos rápidos. Sin embargo, sin ser en sentido estricto integrales, algunas barras hechas con levadura madre o rústicas tienen más «consistencia en la boca» (se tarda más tiempo en masticarlas antes de tragar); si el pan con cereales o el pan de centeno no le atraen, este tipo de barras podrá sustituirlos.

Los biscotes parecen más ligeros que el pan, cuando en realidad son más ricos en grasas, en azúcar y en calorías. Además, para darle su textura crujiente, el trigo sufre unas transformaciones industriales que lo convierten en un azúcar rápido, menos favorable. La misma observación es aplicable a los panecillos suecos (Krisprolls) y a las tortas de arroz. Así pues, es preferible comer pan; con todo, si es usted un adepto de los biscotes, escoja preferentemente las variedades integrales o con cereales.

Cómo escoger los alimentos feculentos para que protejan el cerebro

Escoger el pan y los alimentos feculentos, así como los momentos en que consumirlos, desempeña un papel importante en los resultados intelectuales que se obtienen a lo largo del día (véase pág. 19). En cambio, hay pocos trabajos científicos en los que se hayan estudiado los efectos de estas elecciones sobre el envejecimiento o las alteraciones del cerebro. No obstante, debe saber que una alimentación con un índice glucémico bajo

El pan, los alimentos feculentos y usted: mis consejos

— Pan o copos de avena en el desayuno y la merienda, alimentos feculentos o pan en la comida y en la cena: coma la cantidad que le apetezca.
— En beneficio de la salud, la forma física y la línea, prefiera el pan de centeno o el pan con cereales a los panes blancos; los copos de avena a los *corn flakes*; las patatas enteras con piel al puré de patata o las patatas fritas.
— Las legumbres, el trigo triturado (bulgur), la pasta y el arroz completo son particularmente interesantes para la salud.
— El pan y los alimentos feculentos aportan mucha energía. Para evitar el exceso de peso, coma la cantidad que le apetezca, pero sin excederse, y combínelos con verduras (véase pág. 208); de este modo, se sentirá a la vez saciado y en forma, preservará la salud y mantendrá (o recuperará) la línea.

retrasa el envejecimiento de las proteínas del organismo, y por lo tanto del cerebro; un argumento más para seguir nuestros consejos relativos a los glúcidos lentos y los azúcares rápidos.

Leche, yogur y queso: una protección probable, pero todavía pendiente de demostrar

La leche y los productos lácteos, fuente insustituible (o casi) de calcio, desempeñan un papel primordial en el crecimiento y la mineralización óseos, y más tarde en la lucha contra la osteoporosis. Sin embargo, en la prevención del cáncer y de las enfermedades cardiovasculares, sus posibilidades son más modestas.

Hay algunos argumentos a favor de los productos lácteos en la protección contra las enfermedades cardiovasculares. Son, efectivamente, ricos en calcio y potasio, dos elementos que reducen la tensión arterial y, por lo tanto, protegen el cerebro contra los accidentes vasculares. Además, el calcio reduce el colesterol «malo», el LDL (véase pág. 173); así pues, las mujeres menopáusicas que reciben un aporte de calcio más elevado ven reducido en un tercio el riesgo de sufrir un infarto de miocardio.

En los casos de exceso de peso u obesidad es en los que los productos pueden resultar más útiles para proteger el corazón y las arterias. Según un estudio norteamericano realizado con más de 3.000 adultos, cada producto lácteo consumido diariamente reduce un 20 por ciento el riesgo de padecer diabetes, exceso de colesterol o hipertensión arterial; según el mismo estudio, el yogur es, en este plano, el más eficaz.

Qué elegir: yogures tradicionales o nuevos productos (Actimel, L. Casei, Bifidus, etc.)

— La denominación «yogur» está reservada a los productos lácteos cultivados con dos fermentos lácticos, el *Lactobacillus bulgaricus* y el *Streptococcus thermophilus*.

— Al margen de su posible papel en la prevención de las enfermedades cardiovasculares y del cáncer, estas dos familias de bacterias tienen la ventaja de que predigieren la lactosa de la leche (los yogures son más digestivos), regulan el tránsito y combaten las diarreas, sobre todo en los niños.

— Recientemente se han lanzado al mercado otras leches fermentadas que, al estar cultivadas con otras bacterias, no tienen derecho a la denominación «yogur», pero, paradójicamente, muchas de ellas reivindican una utilidad superior para la salud. Se trata, por ejemplo, de los productos con *bifidus*, el Actimel y otras leches fermentadas con *L. Casei defensis* o con *L. Casei 1*, etc. Son más caros que los yogures, pero hasta el momento no han demostrado tener una verdadera utilidad suplementaria en el hombre. La elección, de acuerdo con sus gustos y su presupuesto, depende de usted.

Al parecer, los productos lácteos protegen contra el cáncer de colon y de recto gracias a su riqueza en calcio, así como al «ácido linoleico conjugado», un ácido graso presente en pequeñas cantidades en los productos lácteos y que parece tener efectos protectores muy particulares. Este beneficio tal vez se incremente con el yogur y los demás productos lácteos fermentados, ya que las bacterias lácticas estimulan las defensas inmunitarias del colon y reducen el riesgo de formación de moléculas cancerígenas. Además, las bacterias de los yogures absorben determinados mutágenos (sustancias cancerígenas) relacionados con los alimentos cocidos, como los de la carne a la brasa o asada en la barbacoa; ¿un yogur después de la costilla a la brasa para proteger el colon?

No obstante, todavía faltan pruebas para afirmar definitivamente que los productos lácteos desempeñan un papel preventivo. La razón podría ser que los más grasos presentan el in-

La leche, los productos lácteos y usted: mis consejos

— La leche y los productos lácteos, ricos en calcio, son importantes para el crecimiento y el mantenimiento de un buen capital óseo.

— En lo que se refiere al cáncer y las enfermedades cardiovasculares, es probable que tengan efectos protectores, aunque menores y en ocasiones ambiguos; en este plano, el yogur y otras leches fermentadas son los productos más prometedores.

— Para limitar su aporte de ácidos grasos saturados, perjudiciales en relación con el cáncer y las enfermedades cardiovasculares, modere el consumo de queso y tome preferentemente productos lácteos poco grasos (véase pág. 211); este consejo es importante sobre todo si tiene un exceso de colesterol o de peso.

— Coma el queso con una ensalada verde; las vitaminas y la fibra de la lechuga compensarán los ácidos grasos saturados del queso. Para que sea más saludable aún, aliñe la ensalada con aceite de soja o de nuez, ambos ricos en omega 3.

conveniente de ser ricos en ácidos grasos saturados (véase págs. 49 y 50), y éstos, cuando se consumen en exceso, favorecen la arteriosclerosis, así como los cánceres de colon, próstata y mama.

Otro argumento en contra es que la lactosa (principal glúcido de la leche y los productos lácteos) resulta bastante nociva para las arterias y, además, favorece las cataratas. Pero se puede rebatir fácilmente: tomar más yogur (pobre en lactosa) que leche, más queso fresco que otros postres lácteos (más ricos). El queso tiene la ventaja de ser también pobre en lactosa, pero es bastante rico en ácidos grasos saturados; si es amante del queso, no se prive, pero tómelo en cantidades moderadas, sobre todo si tiene un exceso de colesterol.

Hierbas aromáticas y especias: ¿la guinda del pastel?

Las especias, de origen vegetal, son concentrados de sabores y a veces resultan muy agresivas para nuestros paladares occidentales, acostumbrados a aromas más neutros o más suaves. Sin embargo, al igual que las hierbas aromáticas, las especias transmiten su gusto y su color a los platos; además, cada vez se descubren en ellas más propiedades prometedoras para nuestra salud.

El beneficio de las especias

Las virtudes antisépticas de las especias se conocen desde hace mucho tiempo; la sabiduría inspira a las tradiciones culinarias, pues, de hecho, las especias se consumen más en los países cálidos, donde el riesgo de gastroenteritis es mayor. Más recientemente, se han aislado en las especias y en las hierbas aromáticas más de cien moléculas protectoras con propiedades antioxidantes (véase pág. 45), presentes sobre todo en el romero, el orégano, las hierbas provenzales, el comino y el pimentón.

Así pues, aunque sea demasiado pronto para afirmarlo,

cabe esperar que su consumo proteja de las enfermedades cardiovasculares y el cáncer. Varios experimentos realizados con animales o con cultivos de células atribuyen propiedades anticancerígenas a la cúrcuma, el romero, la salvia, el curry y la pimienta. Por lo demás, según otro experimento, la cúrcuma puede frenar el proceso que conduce a la formación en el cerebro de las lesiones (placas amiloides) características de la enfermedad de Alzheimer.

Las hierbas aromáticas, las especias y usted: mis consejos

— Si le gusta su sabor, no lo dude, utilice, sin abusar, hierbas aromáticas y especias.
— Cuando cocine platos especiados, reduzca la cantidad habitual de sal y de materias grasas; pese a ello, los encontrará sabrosos y melosos.
— Evite tomar la comida muy caliente, sobre todo cuando el plato esté especiado.

Otras virtudes

Además de estos efectos protectores (supuestos, pues todavía no están demostrados en el ser humano), las especias poseen otras virtudes. En primer lugar, su carácter «calorífico» no es sino una impresión subjetiva, ya que su consumo aumenta de forma totalmente objetiva las calorías que el organismo quema después de una comida; ¿un modo de luchar contra el exceso de peso? Por lo demás, sus características organolépticas le permitirán elaborar unos platos menos grasos y salados, pero que apreciará igual o incluso más.

Pero, cuidado con exagerar; el consumo elevado de platos

muy especiados y calientes favorece la formación de cánceres de esófago y estómago, debido a la doble irritación (el sabor «picante» y el calor) de las mucosas que provoca.

Belleza de la piel: equilibrio sin artificios

Todo el mundo desea conservar una piel joven. Teniendo en cuenta el papel protector de una alimentación sana sobre el cerebro y el corazón, parece legítimo confiar en que, alimentándonos mejor, ralentizaremos el envejecimiento cutáneo.

Las carencias alimentarias y sus efectos sobre la piel

En los países en vías de desarrollo, la malnutrición grave unida a la escasez provocan una alteración profunda de la piel (ésta se vuelve demasiado fina, seca y a veces rojiza), acompañada de la aparición de aftas en la boca y de un debilitamiento de los cabellos y las uñas. En los países desarrollados, estos síntomas pueden observarse en enfermos terminales o, en menor grado, en casos de gran desequilibrio alimentario: alcoholismo, algunas dietas caprichosas o adelgazantes seguidas durante varios meses, etc.

Cuando son prolongadas, ciertas carencias más precisas también deben ser tenidas en cuenta:

- engrosamiento de la piel, intensificación de un acné preexistente y sangrado de las encías por carencia de vitamina C (presente en la fruta y la verdura);
- aftas u otras lesiones bucales y coloración de la pulpa de los dedos por carencia de vitamina B_{12} (presente en el pescado, carne, aves, huevos y productos lácteos);
- engrosamiento de la piel por carencia de vitamina A (presente en el queso, la mantequilla, la margarina y el pescado azul);

- eccemas, acné y caída del cabello por carencia de cinc; caída del cabello, picores y anomalías en la mucosa bucal por carencia de hierro. El cinc y el hierro están presentes en los mismos alimentos que la vitamina B_{12}; estas carencias a veces están provocadas por un abuso de alimentos con salvado, pues reducen la absorción del cinc y del hierro;
- piel seca y descamativa, psoriasis, pérdida de la flexibilidad de la piel por carencia de omega 3 y omega 6 (presentes sobre todo en el aceite y el pescado azul); esta carencia se observa principalmente en caso de anorexia, alcoholismo y ciertas enfermedades digestivas.

Estos ejemplos subrayan la utilidad de una alimentación variada que no excluya ni la fruta y la verdura ni los alimentos de origen animal.

¿Se puede retardar el envejecimiento de la piel mediante la elección de los alimentos?

Después de haber observado los trastornos relacionados con las carencias alimentarias, los dermatólogos confiaban en que, de forma simétrica, determinados suplementos puedan retardar el envejecimiento de la piel. Con este ánimo, los laboratorios de cosmética pusieron en marcha algunos trabajos de investigación en este terreno, pero no queda más remedio que constatar que los resultados han sido decepcionantes salvo en algunos casos aislados:

- el aceite de onagra en una enfermedad genética rara, la dermatitis atópica,
- los ácidos grasos omega 3 (véase pág. 50) en determinadas formas de psoriasis.

Todavía nos encontramos en las etapas preliminares de la investigación, aunque algunos resultados son alentadores: el ajo en la prevención del envejecimiento de los lípidos de la piel y los polifenoles del té verde contra los efectos del sol.

Cuando son excesivos, los suplementos medicamentosos llegan incluso a resultar nocivos para la piel:

- un exceso de vitamina C o betacaroteno, ingeridos a través de suplementos medicamentosos, favorece los procesos de oxidación (véase pág. 45), mientras que esos mismos nutrientes, aportados por la alimentación, protegen;
- el exceso de vitamina A reseca la piel y la vuelve demasiado fina;
- el exceso de hierro vuelve la piel grisácea.

El principal consejo para proteger la piel es comer de forma variada, dando preferencia a la fruta, la verdura, el pescado azul y el aceite (sobre todo de soja, por los omega 3), pero sin excluir la carne y los alimentos feculentos. En definitiva, una alimentación muy similar a la indicada para proteger el corazón (véase pág. 34).

Sin embargo, no existe ningún alimento milagroso que permita por sí solo suavizar la piel, darle más brillo o incluso tratar trastornos como el acné o la piel seca. Por lo demás, hoy por hoy, ningún complemento alimentario o suplemento medicamentoso ha demostrado su eficacia para retardar el envejecimiento de la piel. No obstante, si se siente tentado por algunos, consulte antes con el dermatólogo para evitar una sobredosis nociva.

4

Alimentos peligrosos: aprenda a convertirlos en amigos

Se atribuye a muchos alimentos efectos nocivos para el corazón e incluso un efecto cancerígeno. Esa mala fama, cuando existe, ¿es sólo fruto de los rumores o debe llevarle a ser prudente? La respuesta hay que matizarla según los alimentos que estén en entredicho.

La carne roja

Carne roja y enfermedades cardiovasculares

Se ha achacado al exceso de carne roja la aparición de enfermedades cardiovasculares como el infarto de miocardio. Lo primero que sugiere esto es la comparación entre diversos países. En Creta, el consumo medio de carne era de 35 g al día —lo que equivale a un bistec mediano dos veces por semana— frente a 138 g (es decir, cuatro veces más) en Holanda y 273 g (es decir, ocho veces más) en Estados Unidos. Paralelamente, la mortalidad por causas cardiovasculares era claramente más elevada en Estados Unidos y en el norte de Europa que en países mediterráneos como Creta.

• Cuando la carne es grasa (véase tabla pág. 206), favorece, efectivamente, la arteriosclerosis, pues es rica en ácidos grasos saturados, que aumentan el colesterol y, al parecer, la tensión arterial. Además, los ácidos grasos saturados facilitan la formación de coágulos que obstruyen las arterias.

- Por lo demás, las proteínas de la carne son ricas en metionina, que se transforma en el organismo en homocisteína. Y, dado que esta última aumenta el riesgo de accidente cardiaco, es la propia naturaleza de las proteínas de la carne lo que parece tener un efecto nocivo cuando se comen en exceso.
- Por último, algunos investigadores mencionan la riqueza en hierro de la carne; cuando éste se halla en exceso en el organismo, favorece la formación de partículas oxidadas agresivas para las arterias (véase pág. 45).

Carne roja y cáncer

En varios trabajos científicos se menciona también la responsabilidad de un consumo elevado de carne roja (sobre todo buey, aunque también cerdo y cordero) en la génesis del cáncer de colon (el más frecuente en Francia), al contrario que sucede con el de pescado. Un consumo diario de carne roja superior a 120 g está asociado a un aumento del 20 por ciento del riesgo de cáncer colorrectal. La carne también es sospechosa en los casos de cáncer de próstata y cáncer de mama. Los mecanismos que intervienen en estas relaciones todavía no se conocen a fondo.

De hecho, parece ser que la preparación y el acompañamiento de la carne son los principales responsables:

- Una cocción demasiado fuerte, a la plancha o en fritura, conduce a la formación de partículas (aminas) cancerígenas. Así pues, es mejor evitar las carnes de aspecto demasiado cocido o carbonizado; la nocividad se incrementa cuando la llama está directamente en contacto con la carne, de modo que vigile atentamente las parrilladas y las barbacoas si es usted aficionado a ellas. La carne no es la única sospechosa: unas sardinas asadas con la superficie ennegrecida generarán los mismos riesgos.

• Los grandes aficionados a la carne comen, por lo general, poca fruta y verdura; por lo tanto, parece que la relación entre carne y cáncer está relacionada con una ausencia, la de las verduras.

• Los grandes amantes de la carne son, en general, grandes comedores; más que la carne en sí, se diría que el culpable es el exceso global de comida.

La importancia de un consumo moderado de carne roja

La carne aporta varios elementos nutritivos que su organismo aprovechará sin peligro si es usted moderado en las cantidades (dos o tres trozos de 100 g de carne roja por semana, o sea, el equivalente de dos o tres bistecs medianos):

• *Proteínas* de buena calidad, importantes para renovar las células de los músculos y los órganos, así como para combatir la osteoporosis (un aporte proteico adecuado es fundamental en los niños, las personas mayores y los deportistas).

• *Cinc y selenio*, dos oligoelementos que intervienen en la prevención de los fenómenos de oxidación y, por lo tanto, en la protección contra las enfermedades cardiovasculares y el cáncer.

• *Hierro*. Al igual que en el caso del cinc y del selenio, el exceso de hierro es perjudicial, pero la carencia también. Un déficit de hierro provoca cansancio, anemia, sensibilidad a las infecciones y reducción de la capacidad intelectual; las mujeres —a causa de la menstruación— y los niños lo padecen más que los hombres.

• *Vitamina* B_{12}, ausente en los productos de origen vegetal e indispensable para las células nerviosas y la protección de las arterias; junto con la vitamina B_6 y los folatos (vitamina B_9), combate el exceso de homocisteína y, por lo tanto, la alteración de las arterias y del cerebro.

• Algunas carnes contienen incluso *ácidos grasos omega 3* (véase pág. 50), cuando los bovinos o los ovinos no han sido alimentados con harinas sino con pasto, en especial lino.

La carne roja y usted: mis consejos

Si le gusta la carne roja, coma sin miedo, pero:
— tome verdura en la misma comida,
— sea moderado en la cantidad (dos o tres trozos de 100 g por semana),
— escoja las variedades poco grasas (véase pág. 206)
— y no abuse de parrilladas y barbacoas.
Si no le gusta especialmente, no se fuerce a comer. Consumiendo ave, carne blanca y pescado, evitará las carencias.

De estas informaciones, en ocasiones paradójicas, se puede sacar la conclusión de que, como tantas cosas, el equilibrio y la salud están en la moderación. El exceso de carne, en particular roja y grasa, es nocivo, sobre todo si, por añadidura, se consume poca fruta y verdura. Pero la carne aporta elementos nutritivos de alto valor para el organismo, que hacen que su consumo sea beneficioso cuando es moderado y va asociado a una alimentación rica en vegetales.

Esto explica, sin lugar a dudas, que los vegetarianos que excluyen todos los alimentos de origen animal tengan una esperanza de vida más corta que los que los comen en pequeñas cantidades.

Los embutidos

Aunque formen parte de nuestra cultura gastronómica y nos proporcionen, gracias a su intenso sabor, muchos placeres, los embutidos suelen tener la imagen de mal alumno de la clase en lo que se refiere a sus cualidades nutritivas. Es cualquier caso, es cierto que acumulan varios «inconvenientes»; además de ser generalmente grasos y ricos en grasas saturadas (véase págs. 50), tienen un elevado contenido en sal y productos conservantes, como los nitritos.

Embutidos: no todos son igual de grasos	
Los más grasos (más de 40 g de grasa por 100 g de embutido)	Chorizo, salami, foie-gras, chicharrones, salchicha alsaciana.
Muy grasos (entre 30 y 40 g)	Paté de hígado de cerdo, morcilla negra, salchichón, carne de salchicha.
Grasos (entre 20 y 30 g)	*Cervelas*,[1] salchicha fresca, salchichón con ajo, mortadela, salchicha de Estrasburgo, salchicha de Frankfurt, *merguez*,[2] salchicha de Montbéliard, de Toulouse, morcilla blanca, paté de campaña, paté de hígado de ave, empanada, terrina de pato, tocino entreverado, costillar de cerdo ahumado.
Medianamente grasos (entre 10 y 20 g)	*Andouillette*,[3] galantina, queso de cerdo,[4] paté de conejo, jamón serrano.
Poco grasos (entre 5 y 10 g)	Jamón cocido, beicon, tripa guisada.

1. Grueso salchichón cocido, hecho con carne de salchicha salada y especiada, introducida en tripa de cerdo. *(N. de la T.)*
2. Pequeña salchicha fuertemente especiada. *(N. de la T.)*
3. Pequeño embutido elaborado con tripas de cerdo o de vaca finamente pi-

Los embutidos y las enfermedades cardiovasculares

Los embutidos más grasos (más de 20 g por 100 g, véase tabla siguiente) son los más perjudiciales para el corazón y las arterias; sus consecuencias y los mecanismos responsables de ellas son los mismos que los mencionados a propósito de la carne roja (véase pág. 81).

Embutidos y cáncer

Los embutidos son especialmente sospechosos en relación con el cáncer en los órganos digestivos; comparados con los no consumidores, en los grandes consumidores de embutidos (más de 30 g al día por término medio, es decir, más de 210-250 g a la semana), el riesgo de padecer cáncer de estómago se multiplica por dos, el de padecer cáncer de páncreas aumenta la mitad, y el de padecer cáncer de colon o de recto, el 30 por ciento.

Hay varios factores que explican estas cifras:

- La riqueza de grasas saturadas.
- La presencia de conservantes.
- El papel del ahumado (en los embutidos ahumados), que conduce a la formación de derivados nitrados cancerígenos.

A pesar de todo, no renuncie a los embutidos si le gustan; al igual que la carne roja, y más o menos de la misma forma (véase pág. 83), es fuente de elementos nutritivos útiles. Además, su facilidad de empleo es idónea para preparar una comida sencilla, que será equilibrada si incluye una ensalada o verduras, así como pan o alimentos feculentos.

---

cadas y metidas en un trozo de intestino grueso, que generalmente se come caliente. *(N. de la T.)*

4. Paté elaborado con trozos de cabeza de cerdo gelatinosos. *(N. de la T.)*

Los embutidos y usted: mis consejos

— Coma con preferencia embutidos poco o medianamente grasos (véase tabla pág. 85). Limite el resto a momentos excepcionales.
— No consuma embutidos más de una o dos veces por semana. Modere la cantidad (entre 30 y 100 g en cada ocasión).
— Acompáñelos de verduras «verdes» o de una buena ensalada; los ejemplos siguientes le darán ideas.
— Tienen los mismos efectos que la carne; por consiguiente, no los utilice como entrada para seguir con un plato de carne o de ave, sino como sustitutos de éste.

Para preparar un plato sencillo y equilibrado, haga una ensalada que contenga:

- embutido (de 30 a 50 g por persona, e incluso 100 g si no hay alimentos feculentos),
- verduras (200 g por persona, de lechuga, tomate, etc.),
- un alimento feculento o pan,
- vinagreta a base de aceite de soja, de oliva o de nuez.

Los huevos

La mala fama de los huevos está vinculada a la riqueza en colesterol de la yema; ésa es la razón de que durante mucho tiempo se excluyeran de los regímenes prescritos a los enfermos de corazón, pues se temía que aumentaran el colesterol sanguíneo y, como consecuencia de ello, el riesgo de infarto de miocardio.

Práctica: los embutidos en una ensalada variada			
Un embutido	**Verduras**	**Un alimento feculento**	**Un aceite para la vinagreta**
Jamón cocido	Tomates y pimientos	Maíz	Aceite de oliva
Salchichón con ajo	Lechuga y corazones de alcachofa	Patatas	Aceite de soja
Beicon o tocino a la plancha	Espinacas y champiñones	Trocitos de pan tostado o pan de levadura madre	Aceite de nuez
Jamón serrano	Tomates, corazones de palmito y unas hojas de albahaca	Pasta	Aceite de oliva

Después se vio que, excepto en determinados individuos cuyo organismo es particularmente sensible, el colesterol de los alimentos tiene poca incidencia sobre el colesterol sanguíneo. Ahora, los médicos ya no prohíben el consumo de huevos a quienes padecen de hipercolesterolemia, aunque lo limitan.

Por lo demás, los huevos poseen numerosas virtudes:

• *Su riqueza en proteínas* de tan buena calidad como las de la carne: dos huevos pueden sustituir a 100 g de carne.

• *Su riqueza en hierro*, vitaminas A y D, y vitaminas del grupo B.

• *La calidad de sus lípidos*: dejando a un lado su alto contenido en colesterol, las grasas del huevo son bastante equilibradas y algunos fosfolípidos incluso presentan interés para el cerebro. Desde hace unos años, han aparecido en el mercado huevos puestos por gallinas alimentadas con grano de lino, un cereal rico en omega 3 (véase pág. 118); estos huevos, más ricos en omega 3 que los tradicionales, tienen un contenido en ácidos grasos satisfactorio para el corazón.

• *Su coste*: los huevos son muy baratos (de tres a seis veces más que la carne), por lo que permiten ahorrar con relación a la compra de carne y, en consecuencia, dedicar una parte mayor del presupuesto alimentario a la fruta y la verdura o al pescado.

• La *multiplicidad de preparaciones posibles*: pasados por agua, duros, al plato, revueltos, fritos, en tortilla, etc. Una gran variedad de platos y sabores, por no hablar de su incorporación a ciertos platos (tartaletas, suflés, etc.) y a multitud de postres.

Los huevos y usted: mis consejos

— Si no tiene problemas de colesterol, consuma hasta 6-8 huevos por semana preparados como más le gusten.
— No los cocine muy a menudo con mantequilla, margarina o nata líquida.
— Si tiene un exceso de colesterol malo (llamado colesterol LDL en los resultados de los análisis), no tome más de cuatro huevos a la semana.
— Si tiene problemas cardíacos, consuma preferentemente huevos ricos en omega 3 (véase pág. 118).

Platos precocinados: de la conserva al congelado

Madres de familia, solteros activos o pésimos cocineros, son muchos los que aprecian la existencia de los platos precocinados, que ofrecen diversidad de sabores (aunque normalmente están más buenos cuando los cocina uno mismo) y, sobre todo, permiten ganar tiempo. Siempre los degustamos con un poco de mala conciencia y no siempre sabemos muy bien qué ingredientes llevan.

¿Tiene esto que hacernos desconfiar? Para responder, conviene analizar dos aspectos de estos platos; por un lado, el modo de conservación; por el otro, el contenido, es decir, la calidad de sus ingredientes.

¿En conserva, congelados o al vacío?

Teniendo en cuenta la forma de vida moderna, los circuitos de distribución y la falta de tiempo, es imposible limitar nuestra alimentación a los productos frescos. Con las conservas, los productos congelados y los platos precocinados al vacío, las industrias agroalimentarias proponen simplificar las comidas. ¿Cómo influye esto en la salud?

La lata de conserva, una antepasada que resiste el paso del tiempo

Las latas de conserva, aunque a menudo se las menosprecia, tienen un interés nutricional real. La conservación consta de dos etapas:

• Cerca del lugar de producción, el tratamiento mediante calor de los alimentos recogidos en su punto de madurez tiene por objeto destruir los microbios y sus toxinas, cuya presencia y desarrollo podrían alterar la mercancía y hacerla impropia para el consumo.

• Luego, tras haberlo enfriado, se coloca el alimento en un envase estanco que lo preserva del contacto con el aire o la luz.

¿Cómo responden los principios nutritivos? Los prótidos, los lípidos y los glúcidos no sufren ninguna alteración. Los minerales están en parte disueltos en el líquido que acompaña al producto, de modo que es conveniente utilizarlo siempre que sea posible. La mayoría de las vitaminas se ve poco afectada debido a la brevedad del calentamiento y a la estanqueidad del envase. La vitamina C y las del grupo B son sensibles al calor, pero el contenido de una verdura procedente de una conserva es superior al de una verdura comprada fresca y almacenada unos días o cocida demasiado tiempo.

Las conservas en cristal: un lujo inútil

Las conservas en tarro de cristal, más apetecibles y presentadas como de calidad superior, son más caras que las otras. Sin embargo, como no están protegidas de la luz, son más frágiles; la iluminación de los supermercados puede destruir progresivamente sus vitaminas (en el caso de los tarros de verduras) o sus ácidos grasos omega 3 (en el de los tarros de pescado, como los *roll mops*). No son productos malos, pero son bastante menos beneficiosos que las clásicas conservas en lata.

La congelación: el alimento que venía del frío

Para inhibir la proliferación microbiana, la congelación somete al alimento a una temperatura de –30º antes de almacenarlo a –18º. A diferencia del calor utilizado en las conservas, el frío no destruye los gérmenes, sino que conserva las bacterias sin modificar a fin de evitar su proliferación; por lo tanto, es primordial no romper la cadena de frío entre la fabricación y el consumo.

En cuanto a los elementos nutritivos, la congelación mantiene el contenido en lípidos, glúcidos y proteínas, así como el contenido en vitaminas y sales minerales. No se corre el riesgo de padecer carencias, siempre y cuando, como en otros casos, se diversifique la alimentación. El futuro de los buenos ácidos grados del pescado, los omega 3, es más problemático, puesto que se degradan durante el almacenamiento prolongado del pescado congelado (véase pág. 62). Para evitar este fenómeno, procure que la fecha de pesca esté lo más cerca posible de la de compra del pescado congelado; si congela el pescado fresco, consúmalo durante las semanas siguientes.

Los platos refrigerados: la cocina al vacío

Los productos crudos, pero sazonados, se introducen en bolsas de plástico y se someten a un vacío casi absoluto. A continuación, se cuecen lentamente sumergiendo la bolsa en agua caliente, aunque a una temperatura suficientemente baja (entre 65º y 85º) para no alterar su sabor. Para terminar, se enfría bruscamente el plato pasando agua fría y luego helada sobre la bolsa, y se almacena a 3º.

Debido a la temperatura moderada de la cocción, los platos refrigerados conservan lo esencial de sus cualidades nutritivas. Por lo demás, esta técnica conserva bien el sabor de los ingredientes.

El principal problema que plantea este procedimiento es el riesgo de proliferación bacteriana, relacionado con la baja temperatura de cocción. También es primordial que la cadena del frío se mantenga después entre 0º y 3º.

¿Qué modo de conservación elegir?

En lo que se refiere al contenido en vitaminas y minerales de los alimentos, las diferencias son mínimas entre las tres técnicas de conservación. Con relación a los alimentos frescos, los contenidos también son comparables, salvo en el caso de los omega 3 del pescado congelado (véase pág. 62). Así pues, conviene hacer la elección basándose en unos criterios que no sean el valor nutricional.

Bacteriológicamente, los productos congelados y los platos al vacío refrigerados son productos peligrosos si no se respeta la cadena del frío; necesitan vigilancia por parte tanto del distribuidor como de usted. En cuanto a las latas de conserva, no requieren tanta prudencia; además, permiten un almacenamiento de varios años, frente a unos meses en el caso de los productos congelados y unas semanas en el de los productos al vacío.

El sabor de estos platos, su coste y el servicio prestado deberían ser, en definitiva, los verdaderos criterios de elección. Decida según sus gustos, sus necesidades y su presupuesto.

Las conservas, los congelados y usted: mis consejos

— Cocine siempre que pueda con sencillez y a partir de alimentos «básicos».
— Escoja sobre todo productos congelados o en conserva «al natural», poco cocinados o sin cocinar; también son sanos y le serán tan beneficiosos como sus equivalentes frescos. Por ejemplo, en conserva: guisantes-zanahorias, tomate triturado o entero, pelado y en su jugo, judías verdes, atún. Congelados: pescado o carne al natural, sopa al natural, frutas rojas, verduras.

Platos precocinados: ¿qué le reservan?
Más que el sistema de conservación, el cuidado del fabricante en la elección de los ingredientes es lo que determina las cualidades nutricionales de un producto en conserva, congelado o refrigerado al vacío.

Tanto en conserva como congelados, los alimentos «básicos» no cocinados (verdura, fruta, carne, pescado, etc.) son de buena calidad y tienen un lugar en la alimentación «sana» de la vida cotidiana cuando no se tiene tiempo o ganas de comprar y cocinar alimentos frescos. En este marco, los congelados presentan dos ventajas: la ausencia de sal, al menos cuando el alimento es realmente «básico» (lea la etiqueta), y una oferta más amplia. Las conservas, por su parte, tienen la ventaja de ser más baratas y más fáciles de almacenar, lo que resulta muy útil.

En cambio, los platos precocinados plantean algunos problemas. Ya sean a base de carne, de pescado, de verduras o de queso, la mayoría son bastante grasos y están demasiado salados; llevan aceite o salsa en abundancia, pero casi nunca alimentos feculentos. Además, los aceites utilizados raramente son los más beneficiosos para un correcto equilibrio; la industria utiliza sobre todo aceite de copra y de palma, así como aceite de girasol. Los dos primeros, pese a ser de origen vegetal, tienen la particularidad de ser ricos en ácidos grasos saturados; en cuanto al de girasol, es demasiado rico en omega 6.

Demasiada sal, demasiadas grasas, demasiado saturadas, demasiados omega 6 e incluso presencia de grasas «trans» (véase pág. 114) en las tartas y en la masa para tartas; todos, elementos bastante perjudiciales tanto para el corazón y el cerebro como en relación con el cáncer cuando se consumen en exceso. ¿Hay que tener miedo? Sin duda, si toma estos platos habitualmente sin preocuparse de su composición ni comer alimentos más «básicos». Pero si se comporta como un consumidor informado, no hay motivo para preocuparse.

Los platos precocinados y usted: mis consejos

— Lea la lista de ingredientes; escoja los platos preparados con aceite de oliva o de cacahuete, en lugar de los que contienen mantequilla, margarina o aceite de copra, de palma o de girasol.
— Restablezca el equilibrio de la comida incorporando un alimento feculento (o pan) y/o verduras (o una ensalada), según lo que le falte al plato industrial.
— Modere o, mejor, evite el consumo de sal en el resto de la comida.
— En los platos «caseros», fíjese en la elección de los alimentos.

La sal

Desde siempre, el hombre ha apreciado la sal y ha buscado el sabor salado. En el plano de la salud, para nuestros antepasados esta búsqueda estaba justificada, ya que la sal era relativamente rara en su entorno alimentario, mientras que era (y, por supuesto, sigue siendo) indispensable para el equilibrio del organismo. Pero actualmente consumimos demasiada.

Por qué tomamos demasiada sal

Nuestro organismo necesita sal, pero le basta con 1 o 2 g al día, mientras que en Francia consumimos casi 10 g, los hombres un poco más que las mujeres. El consumo incluye, desde luego, la sal que cada uno añade libremente en la mesa o cocinando, pero las tres cuartas partes proceden de productos salados durante su preparación, artesana o industrial: pan y productos de panadería, embutidos, sopas de sobre o en tetrabrik, queso, platos industriales, pizzas, tartaletas y tartas saladas, sándwiches, condimentos y salsas, cereales crujientes para el desayuno del tipo de los copos de maíz y similares[1] (véase pág. 120), bollería y galletas, e incluso algunos zumos de fruta y refrescos como la coca-cola.

La gran mayoría de los productos manufacturados, incluidos numerosos productos dulces, se enriquecen con sal en el proceso de fabricación. ¿Por qué? Durante mucho tiempo (antes de la democratización del frigorífico), fue por razones de conservación: las salazones (embutidos, bacalao salado, etc.) ralentizan la proliferación de bacterias y, de este modo, reducen el riesgo de intoxicación alimentaria.

Actualmente, añadir sal en la fabricación de los alimentos responde ante todo a un objetivo de sapidez; el carácter muy salado de ciertos productos satisface nuestra atracción innata por la sal, hasta el punto de que los investigadores no dudan en hablar de «dependencia» de la sal, de la misma manera que se puede tener dependencia del tabaco. Además, la sal sirve para ocultar ciertas imperfecciones gustativas.

Los fabricantes de refrescos desarrollan a este respecto una estrategia particularmente eficaz; la sal acentúa su sabor dulce y oculta su toque en ocasiones amargo, mientras que el azúcar la enmascara a ella. Además, la presencia de sal en los refrescos contribuye a prolongar la sensación de sed, lo que nos hace consumir otro refresco. Consciente de la sinergia de consumo entre sal y bebidas endulzadas, uno de los líderes mundiales del mercado de los refrescos incluso ha comprado una de las grandes empresas productoras de galletas saladas con la esperanza de matar dos pájaros de un tiro.

Por último, la sal retiene agua en los tejidos y, debido a ello, para el productor presenta la ventaja de que «hincha» arti-

1. En cambio, los copos de avena y otros copos de cereales «naturales» no suelen llevar sal.

ficialmente el peso de algunos productos, como la carne, el pescado y algunos platos cocinados.

¿Es peligroso tomar demasiada sal?
En la época en que la salazón era el principal procedimiento de conservación de los alimentos, el estómago era el principal órgano afectado por el exceso de sal, con una gran frecuencia de cánceres. En la actualidad, el estómago soporta un exceso de sal de mesa, ya que este tipo de cáncer afecta dos o tres veces más a los grandes consumidores.

Por lo demás, el consumo excesivo de sal aumenta las pérdidas renales de calcio, lo que conlleva una peor osificación en el niño y en el adolescente y un riesgo mayor de osteoporosis en el adulto. A este respecto, algunos preparados de queso dirigidos a los niños presentan el doble inconveniente de ser muy ricos en sal y pobres en calcio (véase pág. 134).

Hoy en día, los efectos nocivos de la sal afectan sobre todo al corazón y al cerebro. La sal aumenta el riesgo de hipertensión arterial, fuente de enfermedades cardíacas y sobre todo cerebrales: accidente grave con parálisis o alteración intelectual progresiva. Varios países, como Bélgica y Japón, han puesto en marcha programas de descenso del consumo de sal, con el resultado de un descenso del riesgo de cáncer de estómago y, sobre todo, de los índices de accidente cerebral, descenso que en Japón ha llegado al 80 por ciento. Extrapolando estos estudios al caso de Francia, un investigador del INSERM (Institut National de la Santé et de la Recherche Médicale), Pierre Meneton, estima que se podrían evitar 25.000 fallecimientos al año mediante una campaña de este tipo. En cambio, otros investigadores preferirían dirigir los consejos a las personas que más se beneficiarían de ellos: los obesos, los diabéticos, las personas que padecen del corazón o tienen hipertensión y las personas de raza negra (más sensibles a los efectos nocivos de la sal). Si se encuentra usted en uno de esos casos, los consejos del cuadro que sigue le serán muy útiles.

La sal y usted: mis consejos

— Modere el consumo de embutidos, sopas industriales (excepto algunas sopas congeladas «al natural»), galletas saladas, patatas chips, pizzas y tartas saladas, quesos de pasta verde.
— Consuma más carne y pescado fresco (o congelado sin cocinar) que platos precocinados.
— Coma mucha fruta y verdura, pues su riqueza en potasio neutraliza en parte los efectos nocivos de la sal: verduras y hortalizas crudas con el embutido, lechuga con el queso, verdura con un plato precocinado, fruta fresca troceada en el tazón de *corn flakes*, etc.
— Reduzca progresivamente la sal de cocción, si es posible hasta no poner nada.
— No añada más sal a los alimentos; evite poner el salero en la mesa.
— Aunque una alimentación poco salada le parezca muy insípida, aguante tres o cuatro semanas; tras ese período, las papilas gustativas tienen tendencia a volverse más sensibles al sabor salado y necesitan menos cantidad de sal en la boca para que resulte placentero.
— Utilice hierbas o especias en lugar de sal.

Patatas chips y galletas saladas

Tanto a la hora del aperitivo como entre comidas, cada vez consumimos más patatas chips, galletas saladas, minipizzas, etc. Si sólo come una vez a la semana, no le perjudicarán. En cambio, un consumo elevado es nocivo para la salud. Las galletas saladas y productos similares reúnen varios inconvenientes:

- Son... muy salados.
- Son ricos en azúcares rápidos (véase pág. 66), pues, para obtener su textura crujiente, la cocción a alta temperatura asociada al proceso industrial de extrusión o de laminado rompe la arquitectura del alimento natural, la patata en el caso de las patatas chips y la harina de trigo en el de las galletas.
- Los procesos de fabricación conducen asimismo a la formación de una sustancia potencialmente cancerígena, la acrilamida, sobre todo en las patatas chips.
- Son ricos en grasas saturadas, nocivas para el corazón, la mama y el colon.
- Están muy cargadas de calorías, lo que favorece la obesidad (véase pág. 149).
- Todo contribuye a que le resulte difícil no terminar el paquete si lo empieza: abundancia de sal («la sal llama a la sal»), textura crujiente, facilidad de consumo (¿hay algo más fácil que abrir un paquete delante del televisor?), sociabilidad en torno al aperitivo, etc.

Azúcar y bebidas azucaradas

Desde que nace, el ser humano aprecia el sabor dulce. El azúcar simboliza el placer de comer y, para algunos, el pecado de gula.

El azúcar, ni ángel ni demonio, tiene efectos sobre la salud que varían según la forma de utilizarlo. Poner azúcar a unas fresas o al yogur o tomar un postre al final de la comida no plantea ningún problema; el azúcar, frenado en el estómago por los

Las patatas chips, las galletas saladas y usted: mis consejos

— Demuestre originalidad a la hora del aperitivo (véase pág. 196).
— Si va de excursión, opte por otras fórmulas «rápidas» (véase pág. 195).
— En el aperitivo, páseselas al de al lado... sin tocarlas.
— Si está realmente «enganchado» a las galletas saladas del aperitivo, restablezca el equilibrio mediante la calidad de la comida: verduras y hortalizas crudas, ensalada o sopa de primer plato; carne poco grasa (véase pág. 206) o pescado con verdura; aceite de oliva o de soja; postre a base de fruta (pastel de cerezas, ensalada de frutas).

otros alimentos de la comida, se digiere lentamente y se comporta como un glúcido lento, con sus ventajas (véase pág. 66). Sobre todo, presenta un aspecto interesante: realza los sabores y, por lo tanto, facilita el consumo de fruta y yogur.

En cambio, si consume a menudo azúcar o alimentos azucarados entre las comidas, se expone a comer demasiado y, en consecuencia, a engordar. Por lo demás, cuando se consume entre las comidas, el azúcar se comporta como un glúcido rápido, con los inconvenientes que ello implica para la salud (véase pág. 66) y para su rendimiento (véase pág. 24).

Estos dos inconvenientes se acentúan si abusa de las bebidas endulzadas; en tal caso, el azúcar se comporta como un glúcido particularmente rápido, pues los líquidos se digieren más deprisa que los alimentos sólidos. Además, tanto si tienen sabor a cola como a menta o frutas, los refrescos endulzados constituyen una bebida perfecta... para engordar. Son ricos en calorías:

un litro contiene el equivalente de veinte terrones de azúcar. Y como el organismo humano no está «genéticamente programado» para «beber calorías», regula mal este aporte energético en forma líquida, que se transforma rápidamente en grasa; los niños que beben diariamente un vaso de refresco tienen, al cabo de uno o dos años, el 50 por ciento más de riesgo de llegar a ser obesos.

El azúcar, las bebidas azucaradas y usted: mis consejos

— ¿Quiere realzar el sabor de la ensalada de frutas o de las manzanas al horno servidas como postre, del yogur o del queso fresco de la merienda, de las tostadas o de los copos de avena del desayuno, del arroz con leche o del pastel de sémola de la cena? Póngales sin remordimientos azúcar, miel o incluso mermelada.
— Azúcar de remolacha (el azúcar «blanco») o azúcar de caña (el azúcar «moreno»): el sabor no es el mismo, pero sus cualidades nutricionales son idénticas; escoja el que más le guste.
— Reserve los placeres dulces para el postre, o incluso para el desayuno o la merienda. Evítelos entre las comidas.
— Limite el té y el café con azúcar a dos tazas diarias; saboréelos más a menudo «al natural», sin azúcar.
— Evite los refrescos y otras bebidas azucaradas, o al menos no pase de dos o tres vasos por semana.

Galletas, pasteles y bollería

Una pieza de bollería en el desayuno, un pastel de postre, galletas a la hora de merendar. A todos nos gusta saborear un dulce en uno u otro momento, pero ¿qué consecuencias tienen estos alimentos sobre la salud?

• Si los consume a diario, el primer riesgo es el aumento de peso, seguido de la obesidad y sus consecuencias (véase pág. 149). Esos alimentos son muy ricos en calorías, pues son grasos y a la vez están endulzados; una pasta con chocolate o un cruasán le aportan más calorías que media barra de pan; una galleta de chocolate, lo mismo que un plátano, y un pastel de chocolate, todas las grasas que necesita en un día.

• Además, parte de esas grasas son «saturadas» (véase pág. 49), pues proceden principalmente de la mantequilla o del aceite de palma; por ello, un consumo excesivo sería nocivo para el corazón y constituiría un factor generador de determinados cánceres.

En cambio, si elige estos productos con tino y los consume con mesura, no le resultarán perjudiciales.

El chocolate

Al margen de su sabor, apreciado por todos (o casi), el chocolate se caracteriza por su riqueza en materias grasas y en calorías (una porción de 10 g aporta casi 60 calorías, lo mismo que una manzana o medio plátano), por lo que los excesos hacen engordar rápidamente.

En cambio, sus grasas no producen efectos desfavorables para el corazón. El corazón y las arterias incluso pueden beneficiarse del chocolate (salvo si su consumo lleva a engordar), ya que éste aporta pequeñas cantidades de polifenoles con virtudes

Las galletas, la bollería, los pasteles y usted: mis consejos

Sea moderado:
— Un cruasán los domingos por la mañana y tostadas los demás días para desayunar.
— Una o dos galletas en la merienda, pero no el paquete entero por la noche delante del televisor.
— Un pastel de postre los domingos a mediodía; fruta o yogur los demás días de la semana.
Escoja preferentemente los productos menos grasos:
— Entre los productos de bollería: bollo de leche o brioche.
— Entre las galletas: galletas de mantequilla, pastas de té, bizcochos de soletilla o cubiertos de azúcar cristalizado, lenguas de gato, galletas con mermelada e incluso pastas con frutos secos.
— Entre los pasteles: tartas de frutas, pastelillos de chocolate o de café.
Consuma sólo de vez en cuando los productos más grasos:
— Las pastas de chocolate (mucho más grasas que el clásico pan con unas porciones de chocolate).
— Las pastas hojaldradas (palmeras), las galletas de pura mantequilla, del tipo «especialidad bretona», las cookies y otras galletas de chocolate.
— Los pasteles de chocolate o de crema con mantequilla.
Si come habitualmente unas galletas como tentempié entre las comidas, coma también una fruta fresca; además de los efectos saludables de la fruta, su riqueza en fibra le reducirá el apetito en las horas y en la comida siguientes (se sentirá menos tentado a terminar el paquete) y correrá menos peligro de engordar.

antioxidantes (véase pág. 45), como los polifenoles de la fruta y la verdura, y los del té.

El chocolate con leche contiene más calcio, y el chocolate negro más magnesio, dos minerales beneficiosos para el corazón. Con todo, no espere milagros; dos porciones de chocolate sólo le aportarán el 4 por ciento de sus necesidades de magnesio, es decir, menos que una pieza de fruta o un vaso de agua de Contrexeville.[1]

Contrariamente a lo que se dice, el chocolate negro es también rico en grasas y calorías, y no hace engordar menos que el chocolate con leche; a la hora de elegir, déjese guiar por sus gustos.

¿Influye favorablemente el chocolate en el estado de ánimo? Los numerosos «chocolatómanos» aseguran que sí. El chocolate, efectivamente, contiene sustancias psicoestimulantes, como la cafeína, la teobromina y el triptófano, pero si su consumo le calma es ante todo por el placer que proporciona.

Una tableta mediana de chocolate (100 g) aporta		
	Chocolate negro	Chocolate con leche
Calorías	520-560	520-560
Proteínas (g)	4	7
Glúcidos (g)	58	56
Lípidos (g)	30-35	30-35
Calcio (mg)	70	220
Magnesio (mg)	120	70

1. Estación termal francesa, cuyas aguas son ricas en calcio y en magnesio. *(N. de la T.)*

Es preferible comer chocolate en tableta, el auténtico, en lugar de barras chocolateadas (tipo Mars, Nuts, Twix). A igual peso, las barras chocolateadas no son más grasas que el chocolate, pero generalmente se consume más cantidad, lo que conlleva el riesgo de engordar; no nos conformamos con un «trocito» de barra, sino que la queremos entera, mientras que podemos comer sólo una porción de chocolate. Además, la naturaleza de sus grasas suele ser menos favorable para la salud. Por último, son mucho menos sabrosas... De acuerdo, es una opinión personal, pero ¿acaso no la comparte la mayoría de los gastrónomos?

El chocolate y usted: mis consejos

— ¿Chocolate negro o chocolate con leche? Elija el que más le guste, pues los dos aportan las mismas calorías.
— Saboree una tableta de 100 g a lo largo de la semana (de una a tres porciones al día, por ejemplo), pero no se la zampe en una tarde.
— Si está enganchado al chocolate, prolongue el placer dejando que se funda una porción en la boca, en vez de engullir una tableta entera sin tomarse tiempo para apreciar todo su sabor.
— Para merendar, prefiera chocolate con pan que una barra chocolateada.

Vino y alcohol

Las bebidas alcohólicas son el arquetipo del alimento de dos caras; su consumo elevado es fuente de numerosas enfermedades, reduce la esperanza de vida, deteriora el intelecto y genera una mortalidad precoz; su consumo moderado, en cambio, protege el organismo.

Consumo moderado significa de una a tres copas de vino para los hombres y de una a dos para las mujeres, pues éstas metabolizan más lentamente el alcohol. Por «copa», se entiende 10-12 cl de vino o el equivalente de otra bebida (véase cuadro siguiente).

10 g de alcohol los aporta

- 1 vaso de 10 cl de vino tinto o blanco de 12º.
- 2 vasos y medio de 10 cl de sidra de 5º.
- 1 caña (25 cl) de cerveza de 5º.
- 1 copa de champán.
- 1 vaso de 2,5 cl de whisky.
- 1 copa de 2,5 cl de aguardiente.

Según Schlienger, 1991.

Por encima de este consumo moderado, existen riesgos para la salud, en especial para:

• El corazón: riesgo de hipertensión arterial, insuficiencia cardíaca y arritmia.

• El cerebro: a corto plazo, en las horas que siguen a su consumo, descenso de la capacidad de atención, percepción y coordinación psíquica y física; a largo plazo, en caso de consumo crónicamente demasiado elevado, deterioro intelectual y demencia.

• En relación con el cáncer: cáncer de hígado, que sucede a la cirrosis. Cáncer de boca, garganta y esófago; los riesgos se multiplican por cinco con un consumo de un litro de vino diario. Cáncer de colon y recto, cuyo riesgo se multiplica por dos o tres con un consumo diario de un litro y medio de cerveza (o 75 cl de vino). Cáncer de mama, con un 50 por ciento más de riesgo a partir de la tercera copa de vino diaria.

Defectos y virtudes del alcohol

Los beneficios para la salud de un consumo regular y moderado no pueden hacer olvidar que el vino tinto, al igual que cualquier otra bebida alcohólica, se convierte rápidamente en un «veneno».

El consumo excesivo de alcohol en Francia es causa de problemas médicos, psicológicos y sociofamiliares para cinco millones de personas; es responsable de 20.000 fallecimientos, de un tercio de los accidentes de tráfico, del 80 por ciento de las discusiones, las peleas y los comportamientos violentos en el seno de la familia, y del 15 por ciento de los accidentes de trabajo.

Afortunadamente, un consumo moderado no presenta esos inconvenientes e incluso resulta beneficioso. El vino, en especial el tinto, parece tener un efecto protector mayor que las demás bebidas alcohólicas, debido principalmente a su riqueza en polifenoles, de virtudes antioxidantes (véase pág. 45).

El consumo diario de 1 a 3 copas de vino se asocia a una reducción de la mortalidad cardiovascular (infarto de miocardio, arteritis, accidente vascular cerebral) de alrededor del 35 por ciento. Cinco mecanismos explican este fenómeno; el primero guarda relación con todas las bebidas alcohólicas, mientras que los otros cuatro son más específicos del vino tinto:

• Aumento del colesterol bueno, el HDL, que protege las arterias y el corazón (véase pág. 173).

• Durante las veinticuatro horas siguientes al consumo de vino tinto, disminución del riesgo de formación de coágulos en las arterias y, por lo tanto, protección contra el infarto; esta propiedad, relacionada con el contenido en polifenoles del vino tinto, la comparte el zumo de uva, pero no los alcoholes fuertes ni el vino blanco.

• Efecto protector contra los procesos tóxicos de oxidación.

• «Relajación» de las pequeñas arterias, con la consiguiente disminución de la tensión arterial.

• Aumento del calibre de las arterias, lo que supone una prevención precoz de la arteriosclerosis.

El alcohol y usted: mis consejos

— Si bebe regularmente vino tinto, sin sobrepasar 2 copas al día en el caso de la mujer (es decir, 20-25 cl) y 3 en el del hombre (es decir, media botella de 75 cl), continúe haciéndolo sin complejos.

— Si bebe más, reduzca el consumo a fin de evitar los efectos nocivos del alcohol.

— Si no le gusta el vino, no se fuerce a tomarlo. Siempre existe el riesgo de dependencia y, en consecuencia, de exceso; es imposible preverlo. Por lo demás, encontrará en la fruta y la verdura más elementos protectores que en las bebidas alcohólicas.

— Ponga en la mesa dos copas: una de agua, para refrescarse, y otra para saborear el vino... en pequeñas dosis.

— Escoja vino tinto con preferencia a otras bebidas alcohólicas; beba vino durante la comida y no entre las comidas, le será más provechoso.

— Entre semana, beba mejor por la noche que a mediodía; tendrá menos somnolencia por la tarde y, en cambio, estará más relajado durante la noche y se dormirá más fácilmente.

Este consumo moderado de vino parece reducir también el riesgo global de cáncer alrededor del 20 por ciento, aunque este beneficio afecta sobre todo a los hombres; en las mujeres, el alcohol eleva el riesgo de cáncer de mama: del 9 por ciento con un consumo de 10 g de alcohol al día (es decir, una copa de vino) a casi el 50 por ciento con un consumo de 30 g (es decir, 3 copas).

Por último, el consumo moderado de vino se asocia a la reducción a la mitad del riesgo de contraer demencia senil y enfermedad de Alzheimer. Otro motivo de satisfacción para los amantes razonables del vino: los adultos que beben de 1 a 3 copas diarias demuestran tener, unos años más tarde, un mejor rendimiento intelectual que los abstemios. Ésa es la conclusión a la que llega el famoso estudio de Framingham, que se realiza desde hace casi medio siglo en Estados Unidos.

La mantequilla y la nata

La mantequilla y la nata proporcionan al paladar una melosidad y un sabor muy peculiares. Procedentes de la leche, son materias grasas de origen animal y, como tales, bastante ricas en grasas saturadas (véase págs. 49 y 50); ésa es una de las razones por las que las enfermedades cardiovasculares son más frecuentes en las regiones en las que predomina la cocina con mantequilla que en el sudoeste de Francia o en la cuenca mediterránea, donde se cocina con aceite de oliva. Además, las grasas de la mantequilla y de la nata son pobres en omega 6 y en omega 3, de modo que por sí solas no pueden responder a las necesidades del corazón, del cerebro y de cada uno de nuestros órganos. Por último, como sucede con toda materia grasa, el exceso de mantequilla o de nata favorece el exceso de peso.

Sin embargo, la mantequilla y la nata poseen algunas virtudes «saludables» que hay que reivindicar. Por ejemplo, algunas de sus grasas tienen un impacto bastante favorable sobre el organismo. Además, la mantequilla constituye una de las principales fuentes de vitamina A. Por último, las dos sazonan con acierto diversos alimentos beneficiosos y de este modo contribuyen a favorecer su consumo; un poco de mantequilla sobre el pan de centeno del desayuno o las judías verdes de la cena, una cucharada de nata líquida con las espinacas o las fresas, etc.

Puede disfrutar sin peligro de un consumo moderado de mantequilla y nata, pero no olvide el aceite de soja y el de oliva, mejores para la salud.

La mantequilla, la nata y usted: mis consejos

— Un poco de mantequilla en las tostadas por la mañana para empezar bien el día. Lo mismo en la merienda, si ha hecho una comida ligera. En cambio, evite el pan con mantequilla en la comida y en la cena.
— Para el plato caliente de la comida y de la cena, utilice con más frecuencia (al menos dos veces de cada tres) aceite de soja o de oliva y disfrute las otras veces de la mantequilla o la nata, en función de las recetas.
— Si el resto de la comida ha sido copioso, acompañe las fresas o la tarta con queso fresco en lugar de con nata.
— Si tiene problemas de peso, la mantequilla *light* puede irle bien (véase pág. 114); si tiene un exceso de colesterol, la margarina también (véase pág. 114).

5

Alimentos «márketing»: distinga entre verdaderos avances y falsos amigos

Hay muchos alimentos que se precian de proteger la salud. ¿Se trata de una eficacia real o de un simple argumento de márketing? La respuesta varía de un alimento a otro.

Aceite de girasol, de maíz y de pepita de uva, aceites combinados

Las esperanzas frustradas del aceite de girasol

El aceite de girasol es uno de los más eficaces para bajar el colesterol sanguíneo y por eso figura entre los principales alimentos que han reivindicado la etiqueta de «alimento sano». Hoy lo llamaríamos alicamento. Hace unos treinta años, los investigadores pensaban que habían encontrado el aceite idóneo para reducir el riesgo de enfermedades cardiovasculares, pero los trabajos científicos no confirmaron esta esperanza. Pese a su indudable eficacia con el colesterol, la utilización regular de aceite de girasol demuestra una escasa o nula eficacia en la prevención del infarto de miocardio y en la longevidad.

Actualmente conocemos las razones de esa paradoja:

• El aceite de girasol, muy rico en ácidos grasos omega 6 (véase pág. 50), hace bajar el colesterol malo, el LDL, pero también reduce el colesterol bueno, el HDL, que protege las arterias (véase pág. 173).

• Además, cuando son mayoritarios, los omega 6 tienden a inducir la formación de coágulos, que pueden obstruir las arterias.

• Por lo demás, cuando están demasiado presentes en nuestra alimentación, los omega 6 tienen un efecto cancerígeno potencial, sobre todo en relación con la mama y el colon.

Dietas anticolesterol: insuficientes para proteger bien el corazón

Pese a una indudable eficacia sobre el colesterol, el empleo regular de aceite de girasol demuestra una escasa o nula eficacia en la prevención del infarto de miocardio y en la longevidad. Se han realizado estudios científicos con numerosas dietas, destinadas ante todo a disminuir el colesterol, en las que se incluye el aceite de girasol.
Ninguno de ellos ha dado un resultado realmente alentador, ninguno ha reducido el riesgo cardíaco o mejorado la longevidad de forma clara. Así pues, limitarse a evitar los huevos y a sustituir la mantequilla por aceite de girasol o margarina resulta menos eficaz que recurrir a los alimentos que protegen directamente el corazón (véase pág. 175).

• Por último, un exceso de omega 6 altera la capacidad intelectual y los mecanismos de aprendizaje, y al parecer puede aumentar en un 80 por ciento el riesgo de contraer la enfermedad de Alzheimer.

Lo mismo ocurre con otros aceites demasiado ricos en

omega 6, como el de maíz o el de pepita de uva, de modo que le desaconsejo su utilización exclusiva o predominante para cocinar o preparar las vinagretas.

Las mezclas de aceites

Para corregir las imperfecciones del aceite de girasol, muchas marcas ofrecen mezclas de aceites, un poco menos ricas en omega 6 que el aceite de girasol o el de maíz. Aunque se les hace mucha propaganda, los aceites combinados, como el Isio 4, siguen siendo demasiado ricos en ácidos grasos omega 6 y demasiado pobres en ácidos grasos monoinsaturados y en omega 3 (véase tabla pág. 51); tienen menos utilidad para la salud que algunos aceites combinados más simples, como el aceite de soja, el de oliva o incluso el de cacahuete. Conscientes del problema, algunos aceites combinados, como el aceite Primevère, han mejorado las proporciones de la mezcla a favor de los monoinsaturados y los omega 3 (véase tabla pág. 51).

El aceite de girasol, de maíz y de pepita de uva, los aceites combinados y usted: mis consejos

— Estos aceites tienen menos utilidad para la salud que el aceite de soja o el de oliva; no los necesita ni para aliñar ni para cocinar.

— Si, pese a todo, le gustan, limite su consumo a una de cada tres o cuatro veces y utilice en las demás ocasiones aceite de soja o de oliva, así como de cacahuete para las cocciones a alta temperatura.

Margarinas, mantequillas *light* y margarinas *light*

En el período en que el aceite de girasol se puso de moda, el consumo de margarina se incrementó en detrimento de la mantequilla. Mientras que la materia grasa de la mantequilla procede exclusivamente de la leche y es, por ello, bastante rica en ácidos grasos saturados (véase págs. 49 y 50), las materias grasas de la margarina proceden esencialmente de las grasas vegetales y, por lo tanto, son menos ricas en ácidos grasos saturados.

Las primeras margarinas tenían el defecto de ser ricas en ácidos grasos «trans», ácidos grasos desnaturalizados y potencialmente peligrosos para las arterias y en relación con el cáncer; hoy en día se han hecho muchos progresos sobre este punto y la mayoría de las margarinas ya no plantean ese problema.

En relación con la mantequilla, las margarinas tienen una ventaja: disminuyen el colesterol sanguíneo. Sin embargo, al igual que el aceite de girasol, reducen también el colesterol bueno, el HDL, de lo que se deriva una ventaja mucho más hipotética en términos de eficacia real sobre el corazón y las arterias. Por lo demás, en general son demasiado ricas en omega 6, ya que la mayoría están elaboradas a partir de aceite de girasol o de maíz, por lo que presentan los mismos inconvenientes potenciales en relación con el corazón, el cerebro y el cáncer (véase más arriba).

Recientemente han aparecido margarinas más equilibradas, procedentes en parte del aceite de oliva, que son menos ricas en omega 6 y más ricas en monoinsaturados y a veces en omega 3. De modo que, si decide sustituir la mantequilla por la margarina en las tostadas, consuma éstas.

¿Qué margarina elegir?

— Como en el caso de los aceites (véase págs. 49 y 50), es conveniente que una margarina sea rica en monoinsaturados y contenga suficiente omega 3 para tener una relación omega 6/omega 3 cercana a 5. Y la mayoría de las margarinas son demasiado ricas en omega 6, cuyo exceso es nocivo, aunque hace bajar el colesterol.

— No obstante, hay tres margarinas cuya composición se aproxima a la óptima: Primevère cocción, Saint-Hubert omega 3 y 6 y Fruit d'Or. Son las más ricas en monoinsaturados y en omega 3.

En contra de una idea preconcebida, la margarina es igual de grasa que la mantequilla y no hace adelgazar. En cambio, las materias grasas *light*, tanto si están elaboradas a partir de margarina como de mantequilla, son menos grasas (según los casos, contienen de un 25 a un 60 por ciento de materias grasas, mientras que la mantequilla tradicional o la margarina clásica aportan un 82 por ciento) y, en consecuencia, pueden resultar útiles en el marco de un régimen de adelgazamiento. Con todo, hay que consumirlas de un modo juicioso; si no, también engordan. Por lo demás, existe la posibilidad de optar por la auténtica mantequilla y ponerse menos; desde el punto de vista de la línea, 10 g de mantequilla clásica tienen el mismo efecto que 20 g de mantequilla *light* o de margarina *light* con un 41 por ciento de materias grasas. Si es usted más sensible al sabor de los alimentos, optará por tomar mantequilla auténtica pero en pequeñas cantidades. Y a la inversa, si lo que busca es la textura blanda, preferirá ponerse un poco más, pero *light*.

Las margarinas, las mantequillas y margarinas *light* y usted: mis consejos

— Si no tiene problemas de colesterol, no es necesario que sustituya la mantequilla por la margarina; puede seguir consumiendo mantequilla, sobre todo con las tostadas, suponiendo que tome principalmente aceite de soja o de oliva en el resto de las comidas.
— Si los análisis de sangre muestran un índice elevado de colesterol, sustituir la mantequilla por margarina en las tostadas le ayudará a bajarlo.
— Para cocinar y sazonar las verduras, los alimentos feculentos o la carne, es preferible utilizar aceite que margarina; un poco de aceite de oliva o de soja sobre las patatas cocidas con piel o la pasta es mejor para la salud que la mantequilla o la margarina.
— Las formas *light* de mantequilla y margarina sólo son útiles si quiere adelgazar.

Pro-Activ y otras margarinas «anticolesterol»: ¿hay que tomarlas?

La margarina Pro-Activ, al alterar la digestión intestinal del colesterol presente en los alimentos, reduce el nivel del colesterol sanguíneo. Esto es una ventaja si los análisis muestran que lo tiene demasiado alto y si era usted un gran consumidor de mantequilla; en tal caso, sustituyendo en las tostadas y en los platos cocinados 20-30 g de mantequilla por margarina Pro-Activ conseguirá que baje del 10 al 15 por ciento el colesterol LDL, cuyo exceso es peligroso para las arterias. Pro-Activ es eficaz sobre todo para las personas que tienen entre cincuenta y sesenta años; antes de los cuarenta, lo es menos.

En cambio, si los análisis de sangre muestran un índice de colesterol normal, no hay ninguna razón para que consuma ni margarina Pro-Activ ni otra margarina anticolesterol con fitosteroles.

• Hacer que baje el nivel de colesterol cuando es normal puede resultar perjudicial, sobre todo a partir de los sesenta y cinco años (véase pág. 27).

• Por lo demás, estas margarinas tienen el inconveniente de que alteran la digestión de determinadas moléculas protectoras presentes en los alimentos, como el betacaroteno, la vitamina E y el licopeno, y su organismo podría resentirse debido a esa carencia.

• Finalmente, los fitosteroles se degradan parcialmente en oxifitosteroles, o bien en la propia margarina (sobre todo durante su cocción) o bien después del consumo, en su organismo. Aunque el índice de degradación sea muy bajo, es posible que los oxifitosteroles no resulten inocuos para las arterias; las consecuencias a largo plazo de un aumento escaso pero continuado de su concentración en la sangre todavía se desconocen.

En cualquier caso, tenga o no mucho colesterol, recuerde que dos aceites, el de soja y el de oliva, hasta el momento han demostrado ser más eficaces que cualquier margarina, enriquecida o no con fitosteroles, para reducir el riesgo de enfermedades cardiovasculares y favorecer un estado de salud óptima. Para las salsas, para cocinar y en la mesa, utilícelos más a menudo que la mantequilla y las margarinas.

Pro-Activ, otras margarinas con fitosteroles y usted: mis consejos

— Si los análisis de sangre muestran un exceso de colesterol «malo» (véase pág. 173), sustituir la mantequilla por estas margarinas le ayudará a reducirlo, sobre todo si tiene entre cincuenta y sesenta años.
— Si su nivel de colesterol es normal, estas margarinas no están hechas para usted.
— Con independencia del nivel de colesterol que tenga, el aceite de soja y el de oliva han proporcionado más pruebas de su eficacia sobre el corazón, las arterias y la salud que estas margarinas.

Los productos enriquecidos con omega 3

Los animales alimentados con lino

Desde hace unos años, en Bretaña se ha desarrollado una ganadería de «nutrición orientada» que ha devuelto el prestigio a la utilización del grano de lino en la alimentación de las vacas lecheras, los cerdos y las gallinas ponedoras como complemento de la alimentación habitual. Esta práctica parece innovadora, pero es ancestral; hace un siglo, el lino formaba parte de la alimentación animal en la misma medida que la hierba de primavera.

¿Cuál es la razón de este retorno a las raíces? Que el lino es un cereal rico en omega 3 y que se espera recuperar esos valiosos omega 3 en la leche, la carne y los huevos. Efectivamente, cuando se estudia la composición de estos alimentos enriquecidos de forma natural con omega 3, se encuentra un contenido mayor que en el equivalente procedente de un animal alimentado sin grano de lino. Esta ventaja redunda en el consumidor; cuando se sustituyen las formas clásicas de la leche y los productos lácteos (yogures, quesos, etc.), la mantequilla, la carne, los derivados del cerdo (jamón, tocino, etc.) y los huevos por productos equivalentes pero procedentes de animales alimentados con grano de lino, el nivel de omega 3 aumenta en la sangre y en el organismo del consumidor.

Esta ventaja no debe hacer olvidar que, incluso enriquecidos en omega 3, la mantequilla y los embutidos son ricos en grasas saturadas y que, por ello, su consumo debe seguir siendo moderado. Por lo demás, el contenido en omega 3 de estos productos continúa siendo escaso con relación al del aceite de soja, el aceite de nuez y el pescado azul.

El añadido de grasas ricas en omega 3

Otros alimentos están enriquecidos con omega 3, no mediante métodos de cultivo o de crianza especiales, sino añadiendo grasas ricas en omega 3, como los aceites de pescado. Así es como se encuentra en la leche y el pan enriquecidos con omega 3.

Estos alimentos contribuyen a aumentar su aporte en omega 3, en efecto, pero es preciso relativizar su eficacia con relación a otras fuentes, sobre todo con relación al aceite de soja; un tazón de leche enriquecida con omega 3 proporciona diez veces menos omega 3 que una cucharada sopera de aceite de soja en la vinagreta.

Los alimentos enriquecidos con omega 3 y usted: mis consejos

— Si consume pocos alimentos clásicos ricos en omega 3 (pescado azul, aceite de soja y de nuez), los alimentos enriquecidos con omega 3 tienen su interés, pues proporcionan cierta cantidad de esos valiosos nutrientes.
— Si, como le aconsejo hacer, el aceite de soja y el pescado azul ocupan un amplio lugar en su alimentación, el consumo de alimentos naturalmente enriquecidos con omega 3 quizá le satisfaga si es usted perfeccionista, pero no es indispensable.

Los cereales para el desayuno

Los cereales están de moda. Han aprovechado la tendencia a favor de un desayuno copioso, tendencia que a menudo han fomentado en sus campañas publicitarias. Los cereales poseen varias virtudes: ofrecen una alternativa al pan, su utilización es fácil y rápida y suelen estar enriquecidos con vitaminas y minerales. Por estas razones, los cereales para el desayuno se han beneficiado durante mucho tiempo de una buena imagen en lo que respecta a su interés nutricional.

No obstante, los cereales presentan varios inconvenientes:

- El principal está relacionado con el modo de fabricación; el proceso industrial que conduce a la transformación del cereal original (el grano de maíz, el grano de trigo, el grano de arroz, etc.) en un cereal crujiente altera la estructura de la molécula de almidón y transforma los azúcares lentos en azúcares rápidos, más rápidos incluso que el azúcar de mesa. Debido a ello, el consumo regular de cereales para el desayuno por la mañana o en la merienda aumenta el índice glucémico de las comidas, así como el nivel de insulina en la sangre, lo que, a largo plazo y en caso de consumo elevado, es desfavorable para el corazón y en relación con el riesgo de cáncer.

– Además, en las dos o tres horas siguientes a su consumo, pueden provocar un hambre desmedida, hipoglucemia y cansancio, al revés que los alimentos ricos en azúcares lentos, como los copos de avena y el pan de centeno.
– Otro inconveniente es que la mayoría de los cereales para el desayuno contienen mucha sal (la concentración de sal de un tazón de cereales con leche es mayor que la de un tazón de agua de mar) y, en cambio, han perdido una gran cantidad de potasio. A largo plazo, esta riqueza en sal y esta pobreza en potasio son desfavorables para la tensión arterial y las arterias.

Cereales para el desayuno desaconsejados	Cereales para el desayuno recomendados
— Los tradicionales copos de maíz (Corn flakes, Frosties, Jungly, la Vie, maíz inflado Monoprix, etc.) — Los granos de arroz o de trigo inflados (Rice Krispies o Honey smacks de Kellogg's, Chocapic de Nestlé, etc.) — Los copos de arroz o de maíz completo (Special K de Kellogg's, Deliform de Happy Farmer, Monoprix de la Forme, Form'U, etc.) y los copos de trigo completo (Fitness de Nestlé, Allbran copos de Kellogg's, etc.)	— Los copos de avena (Quaker Oats, Kellogg's y otras marcas). — Los copos 5 cereales naturales sin azúcar (Copos 5 cereales de Céréal). — El muesli no endulzado (muesli de Michel Montignac, muesli sin azúcar de Céréal, muesli magnesio de Gerblé, Bircher muesli de Aurore, etc.)

Estos inconvenientes se refieren a los cereales crujientes presentados en forma de copos o de granos de arroz o de trigo inflados. El hecho de que estén o no endulzados, rebozados o no con miel o chocolate, es indiferente; incluso cuando están poco endulzados o la publicidad los presenta como alimentos de régimen (Special K, Fitness, etc.), estos cereales son azúcares rápidos.

En cambio, los cereales del tipo de los copos de avena o los copos cinco cereales son mucho más beneficiosos para la salud; son ricos en azúcares lentos, potasio y fibra, a la vez que pobres en sal, de modo que no vacile en comerlos.

Los cereales para el desayuno y usted: mis consejos

— Consuma preferentemente copos de avena, excelentes para la salud y para la línea; evite, en cambio, consumir con frecuencia cereales «crujientes» (véase cuadro pág. 121).
— Si no le gustan los copos de avena, coma pan de centeno o pan con cereales.
— Si es aficionado a los cereales crujientes, añada al tazón de cereales fruta fresca troceada (una manzana, fresas, un plátano, etc.); así enriquecerá el desayuno en potasio y, sobre todo, en fibras naturales, muy útiles para ralentizar la asimilación de los azúcares rápidos de los cereales, que de este modo tendrán menos inconvenientes para su línea y su salud.

Las aguas minerales

Necesitamos un litro y medio de agua al día para renovar los líquidos del organismo, estar en forma y gozar de buena salud. Además, beber mucho permite reducir el tiempo de contacto de las posibles sustancias cancerígenas contenidas en la orina con la pared de la vejiga y, en consecuencia, reducir el riesgo de cáncer de vejiga.

Los alimentos nos aportan alrededor de un litro de agua al día. La fruta, la verdura, la leche, el yogur y el queso fresco son particularmente ricos en agua. En cambio, el chocolate, la mantequilla, las galletas y los alimentos sometidos a un proceso de secado contienen poca, y el aceite nada. Sin embargo, el agua de los alimentos no basta; es aconsejable beber diariamente como mínimo un litro, y si se tiene sed, más.

La bebida principal debería ser el agua. Cada agua mineral se caracteriza por un contenido en sales minerales y oligoelementos que le es propio. Pese a esta diversidad, mi primer consejo no va a ser que elija tal o cual agua, sino que beba la suficiente; vale más beber a lo largo del día una botella grande de agua del grifo que un vasito de agua mineral. Ningún agua mineral ha demostrado una eficacia específica en términos de protección cardíaca o de lucha contra el envejecimiento. No obstante, conocer las características de las principales aguas minerales (véase tabla en pág. 124) le ayudará a elegir las que más le convienen.

Para el corazón y las arterias, es más aconsejable beber aguas ricas en calcio y/o magnesio, y no limitarse a las aguas poco mineralizadas (tipo Volvic) o demasiado saladas. Las aguas ricas en calcio le irán especialmente bien si consume pocos productos lácteos, ya que el calcio del agua pasa fácilmente del tubo digestivo a la sangre y, por lo tanto, estará disponible para el metabolismo de los huesos. Las que son ricas en magne-

CONTENIDO EN MINERALES DE LAS PRINCIPALES AGUAS MINERALES NATURALES (EN MG POR LITRO)			
Aguas minerales	**Calcio**	**Magnesio**	**Sodio**
Aguas muy ricas en calcio y magnesio y pobres en sodio			
Contrex	486	84	9,1
Hépar	555	110	14
Talians	596	77	7
Aguas ricas en calcio y magnesio y pobres en sodio			
Évian	78	24	5
Vittel	202	43	4,7
Wattwiller	288	20,1	3
Aguas ricas en calcio y pobres en sodio y magnesio			
Cristaline	70	2,1	4,4
Perrier	147,3	3,4	9
Plancoët	56	10,5	24
Salvetat	253	11	7
Thonon	103,2	16,1	5,1
Valvert	67,6	2	1,9
Agua poco mineralizada			
Volvic	9,9	6,1	9,4
Aguas ricas en sodio			
Arvie	170	92	650
Badoit	190	85	150
Quézac	241	95	255
San Pellegrino	208	53,5	42
Vernière	190	72	154
Aguas muy ricas en sodio			
St-Yorre	90	11	1.708
Vichy Céléstins	103	10	1.172
Aguas ricas en calcio			
Activ'	300	–	–
Aquarel	68	–	11

sio le serán beneficiosas si consume pocos alimentos completos y legumbres, o si cree que padece espasmofilia. En cambio, si tiene edemas, debe tomar poca sal y beber preferentemente aguas pobres en sodio o muy poco mineralizadas. Por último, si tiene demasiado ácido úrico en la sangre, probablemente el médico le aconsejará beber agua de Vichy Célestins.

El agua del grifo, las aguas minerales y usted: mis consejos

— ¿Agua del grifo o agua mineral? La elección depende de usted. Lo principal es beber la cantidad que pida el cuerpo y, si es posible, al menos un litro al día (no sólo agua, sino también té, café, etc.)
— Al contrario de lo que se cree, se puede beber perfectamente comiendo, pues hacerlo no afecta a la digestión. Pero, para llegar a ingerir un litro, conviene beber también entre las comidas; acostúmbrese a hacer algún descanso para tomar un café o un té, así como a beber un gran vaso de agua por la mañana en ayunas, a media mañana y a media tarde.
— Las aguas minerales ricas en magnesio y/o en calcio le serán útiles si consume pocos alimentos que contengan estos minerales (fruta y verdura en el caso del magnesio y productos lácteos en el del calcio).
— Puede dirigirse al ayuntamiento de su ciudad para conocer la composición del agua del grifo y compararla con la de las principales aguas minerales.

Té verde, té negro y café

Varios trabajos científicos sugieren que el té protege las células del organismo contra la oxidación (véase pág. 45) debido a su contenido en flavonoides, que también se encuentran en el vino, la fruta y la verdura. El té verde es el más rico en estos elementos, pero el negro (o fermentado, el té «clásico» de Occidente) también posee sus virtudes. El consumo de té negro después de una comida grasa refuerza las arterias contra las consecuencias del exceso de grasas. En relación con el cáncer, parece ser que la próstata, el estómago y el esófago son los órganos más protegidos por el consumo de té; sin embargo, todas estas nociones exigen ser confirmadas por trabajos de investigación complementarios.

Si el té le impide dormir, sepa que, paradójicamente, cuanto más tiempo permanece en infusión, menos excita. La cafeína, la sustancia que mantiene despierto, pasa al agua en los primeros minutos; transcurridos unos minutos más, también pasan los taninos, y éstos bloquean la teína, lo que conlleva una menor dificultad para dormir.

El café es más rico en cafeína que el té. La cafeína posee la virtud de ser psicoestimulante, pero tiene el inconveniente de que aumenta ligeramente el pulso y la tensión arterial. Si padece de hipertensión arterial o tiene problemas cardíacos, tome uno o dos cafés al día y el resto descafeinados.

En lo que se refiere al cáncer, parece que el consumo de café sólo afecta a la vejiga; el riesgo aumenta cuando éste pasa de cinco tazas diarias.

El té, el café y usted: mis consejos

— El té tiene probables virtudes protectoras; tómelo para desayunar o por la tarde.
— Si es usted mujer y tiene tendencia a la anemia como consecuencia de unas menstruaciones abundantes, evite beber té en el desayuno y en la cena, ya que retiene el hierro de los alimentos.
— Los tés en lata o comprados a granel en tiendas especializadas suelen ser más sabrosos que los tés en bolsa; escoja los que más le gusten para poder tomarlos sin o con muy poco azúcar.
— Un consumo razonable de café (menos de cinco tazas al día) no perjudica; si padece hipertensión arterial o arritmias cardíacas, no tome más de dos tazas.

La soja

La simpatía por lo oriental, la crisis de las vacas locas, la vuelta a la exaltación de lo natural, todo se alía para convertir la soja en un alimento de moda. Además, la soja reivindica el rango de alimento sano. ¿Confirma esta reputación algún hecho científico demostrado?

Alimentos a base de soja: una gran familia
La soja tiene fama de ser rica en proteínas vegetales. Sin embargo, los brotes de soja que se venden en conserva en la sección de productos exóticos o en la de productos frescos no lo son, ya que proceden de la semilla «habichuela mungo», y la soja rica en proteínas procede de la semilla «glicina max». A partir de esta última se elabora toda clase de productos derivados:

• Las bebidas a base de soja, naturales o aromatizadas. El «tonyu», o leche de soja, puede sustituir a la leche de vaca, porque también es rica en proteínas, pero escoja la «enriquecida con calcio», pues la soja contiene poco. Si tiene diabetes o exceso de peso, evite las bebidas endulzadas y aromatizadas (chocolate, vainilla, etc.)

• Las cremas de postre de soja y los «yogures» de soja, que supuestamente sustituyen a los postres de leche de vaca.

• El tofu, obtenido por coagulación del tonyu. Es la versión sólida de este último, para consumir salteada o como ingrediente de un plato (verduras rellenas, pasteles, etc.) El tofu, rico en proteínas vegetales, sustituye a la carne y el pescado en las dietas vegetarianas. Cortado en dados o en lonchas y sazonado con hierbas aromáticas, queda bien con una mezcla de verduras o de verduras y alimentos feculentos. 160 g de tofu aportan aproximadamente las mismas proteínas que 100 g de carne.

• Los productos transformados a base de tofu (tortas de soja, salchichas de soja), con sabor a queso, verduras o cereales. Estos productos, ricos en glúcidos y en proteínas, son más o menos grasos en función de los preparados; para lograr un mayor equilibrio, combínelos con una mezcla de verduras y, en función del hambre que tenga, unas cucharadas de bulgur y de cuscús, o incluso 2 o 3 rebanadas de pan completo.

• En forma de harina, la soja forma parte de la composición de muchos alimentos industriales que no tienen nada de vegetariano, aunque no siempre se destaca en la etiqueta: carne picada, embutidos, platos precocinados, galletas, etc.

• La nata líquida a base de soja (por ejemplo, «soya cuisine» de Alpro). Este preparado vegetal se utiliza igual que la auténtica nata líquida. 60 g de esta «nata vegetal» (unas cuatro cucharadas soperas rasas) aportan los mismos lípidos que una cucharada sopera de aceite.

Soja y corazón

En la lucha contra el colesterol, hay varios argumentos que abogan a favor de la soja y de las proteínas de soja. Cuando se hacen experimentos con animales, los regímenes ricos en soja, comparados con los regímenes ricos en proteínas animales, reducen la arteriosclerosis. Los japoneses, grandes consumidores de soja, sufren ocho veces menos infartos que los norteamericanos; en el hombre, las dietas ricas en soja bajan el colesterol; la soja desarrolla una acción antioxidante y combate la formación de coágulos en las arterias (trombosis).

La soja: cómo escogerla y prepararla para obtener los beneficios deseados

Los efectos beneficiosos de la soja no están tan relacionados con las proteínas en sí como con las isoflavonas (moléculas de la familia de los polifenoles, véase pág. 46) que contiene: los fitoestrógenos. Éstos son los que hacen bajar el colesterol y protegen las arterias.

Sin embargo, los fitoestrógenos se alteran al ser sometidos a diversas manipulaciones, tanto industriales como caseras:

— Cuando los procesos de fabricación aligeran los alimentos a base de soja para hacerlos menos grasos («yogures» o «leche» de soja *light*, etc.), desaparecen el 60 a 90 por ciento de fitoestrógenos.

— El almacenamiento prolongado (en una tienda, en los armarios de casa, etc.) hace descender el índice de fitoestrógenos.

— La cocción (sobre todo en agua o al vapor) disuelve una parte considerable de los fitoestrógenos en el agua.

No obstante, diversos elementos abogan por un entusiasmo más moderado.

De hecho, para que el colesterol se beneficie de la soja, deben cumplirse dos requisitos: un colesterol superior a 2,5 g/l (de lo contrario, los efectos de la soja son mínimos) y un consumo elevado, superior a 20 g diarios de proteínas de soja, o sea, 160 g de tofu.

Además, el bajo índice de accidentes cardíacos en Japón está relacionado con otros hábitos, en particular un consumo elevado de pescado y de omega 3 (véase pág. 50). Por último, la soja también tiene algunos inconvenientes potenciales (véase más adelante).

Soja, cáncer y osteoporosis

Parece ser que estos mismos fitoestrógenos beneficiosos para las arterias protegen de los cánceres de próstata y, sobre todo, de mama; obstaculizan la acción en la mama de los estrógenos que fabrican los ovarios, con el resultado de un descenso del riesgo de mutación cancerosa. Además, los fitoestrógenos de la soja, al actuar directamente en los huesos, ralentizan la evolución de la osteoporosis.

Los inconvenientes de la soja

Comer de vez en cuando alimentos a base de soja no plantea ningún problema específico, pero un consumo regular y elevado, del orden del que se supone que ejercerá una acción eficaz sobre las arterias o contra la osteoporosis, puede tener varios inconvenientes:

• Aunque en menor grado que los estrógenos de la mujer, los fitoestrógenos de la soja estimulan las células de la mama. En consecuencia, un gran consumo puede favorecer el cáncer de mama en la mujer menopáusica predispuesta, sobre todo cuando el cáncer ya ha afectado a otras personas de la familia (la madre, una hermana, etc.) Es, pues, indispensable consultar con el ginecólogo. Es aconsejable alternarlo con el aceite de oliva.

Los productos a base de soja y usted: mis consejos

— Si tiene demasiado colesterol, le resultará beneficioso sustituir varias veces por semana la leche o la nata líquida por sus equivalentes a base de soja, y la carne por tofu.
— Si está en la menopausia y sufre osteoporosis o tiene sofocaciones, la soja puede mejorar su estado, pero es necesario consultar con el ginecólogo antes de consumirla en grandes dosis. La misma observación es pertinente si existe riesgo de cáncer de mama.
— Una alimentación rica en productos a base de soja no es aconsejable para los niños y los adolescentes.

• Debido a su acción sobre el timo, las isoflavonas de la soja pueden alterar las defensas inmunitarias en los bebés alimentados artificialmente con leche de soja. No se excluye un efecto similar en los adultos que son grandes consumidores de soja.

• Los fitoestrógenos relacionados con el consumo elevado de soja pueden alterar la madurez y el desarrollo en la pubertad, sobre todo en los niños de sexo masculino.

Los alimentos enriquecidos

Numerosos alimentos, desde los cereales para el desayuno hasta los productos lácteos, destacan su riqueza en vitaminas y minerales.

¿Rico o enriquecido? Lo que dice la reglamentación

La reglamentación distingue tres casos:
— «Naturalmente rico en...», cuando el producto no tiene ningún añadido. Por ejemplo, la leche es naturalmente rica en calcio, un huevo procedente de una gallina alimentada con lino es naturalmente rico en omega 3 (véase pág. 118).
— «Contenido garantizado en...», cuando la fabricación del producto produce una pérdida de vitaminas y el fabricante las añade para restablecer el contenido inicial; algunos zumos de frutas y leches esterilizadas responden a esta denominación.
— «Enriquecidos con...», cuando se añaden nutrientes a los alimentos que no los contienen al natural; es el caso, por ejemplo, de los yogures enriquecidos con magnesio y de los cereales enriquecidos con hierro.

Los beneficios y los peligros del enriquecimiento dependen del nutriente de que se trate y de la persona a la que va dirigido.

Examinemos primero los peligros.

• Cuando se consume una cantidad suficiente de productos básicos, el enriquecimiento puede provocar un exceso potencialmente nocivo. Por ejemplo, si en Finlandia, un país que es gran consumidor de productos lácteos, el enriquecimiento con calcio de los alimentos estuviera generalizado, el 10 por ciento de los finlandeses estaría expuesto a padecer complicaciones relacionadas con el exceso de calcio, como el cáncer de próstata y las enfermedades renales.

• Además del calcio, los enriquecimientos potencialmente nocivos son los que se hacen con vitaminas A, D, B_2 y B_6, selenio y hierro.

En cambio, consumir alimentos enriquecidos es realmente beneficioso cuando se tienen necesidades suplementarias y/o una alimentación insuficiente o con carencias. Para saber si

NUTRIENTES	EN QUÉ CIRCUNSTANCIAS SON BENEFICIOSOS LOS ALIMENTOS NATURALMENTE RICOS, CON CONTENIDO GARANTIZADO O ENRIQUECIDOS
CALCIO VITAMINA D	Adolescencia, embarazo y lactancia, tercera edad, especialmente en los casos de: — falta de exposición al sol (vitamina D). — escaso consumo de productos lácteos (calcio).
HIERRO	En las mujeres que consumen poca carne o aves, sobre todo en caso de menstruación abundante o durante un embarazo.
VITAMINA B_9	• Dos o tres meses antes de un embarazo y durante el primer trimestre de éste. • A partir de los sesenta años, sobre todo en caso de poco consumo de verduras frescas o de legumbres.
VITAMINA B_{12}	A partir de los sesenta años, sobre todo en caso de poco consumo de carne, ave y pescado
ENRIQUECIMIENTO GLOBAL CON VITAMINAS	En caso de alimentación monótona o restringida, por ejemplo, durante determinados regímenes de adelgazamiento.

puede beneficiarse de ellos, consulte la tabla siguiente y pida consejo a su médico.

Alimentos para niños: cuidado con la publicidad engañosa

Determinados alimentos destinados a los niños destacan en el envase el dibujo de una botella de leche para sugerir la idea de riqueza en calcio. No se deje engañar, esos productos son menos beneficiosos de lo que parecen. Mientras que un vaso grande de leche (25 cl) proporciona alrededor de 300 mg de calcio, una barra de chocolate Kinder o 2-3 galletas Spécial petit déjeuner, por ejemplo, aporta entre 5 y 10 veces menos. Evidentemente, eso es mejor que nada, pero no justifica que tales productos sean considerados equivalentes a un producto lácteo, y menos aún teniendo en cuenta que por lo general son grasos y están endulzados. Un consumo elevado de alimentos de este tipo no es bueno ni para el corazón ni para el peso.

Asimismo, la mayoría de los quesos «concebidos especialmente para niños» suelen ser menos ricos en calcio (el emmental, por ejemplo, es 10 veces más rico en calcio que el Kiri o el Petit Louis), más grasos y más ricos en sal que los quesos tradicionales, que en muchísimos casos gustan a los niños si nos tomamos la molestia de ofrecérselos.

Los alimentos enriquecidos y usted: mis consejos

— Una alimentación variada a base de alimentos tradicionales casi siempre es suficiente para cubrir sus necesidades de vitaminas y minerales sin recurrir a los alimentos enriquecidos.
— No obstante, si tiene riesgo de carencia (véase cuadro pág. 133), los alimentos enriquecidos le serán útiles.
— Si es usted un adepto de los «enriquecidos», cuidado, se expone a una sobredosis de vitaminas y minerales.

Los comprimidos de vitaminas, calcio, hierro, etc.

Los alimentos clásicos constituyen la mejor fuente de vitaminas y oligoelementos. Consumiendo con regularidad fruta y verdura, legumbres, pasta y otros alimentos feculentos, productos lácteos y queso, carne y pescado, así como aceite de soja y de oliva, se cubren perfectamente las necesidades.

En cambio, en algunos casos se halla expuesto a sufrir carencias:

- si su alimentación es muy monótona,
- si excluye determinadas familias de alimentos: dietas vegetarianas, alimentación pobre en fruta y verdura, ausencia de productos lácteos, evitación sistemática de las materias grasas, etc.,
- si sigue un régimen de adelgazamiento,
- si sus necesidades han aumentado: embarazadas, deportistas, convalecientes, etc.

Si se encuentra en alguno de estos casos, recomiendo:

– modificar la alimentación en el «sentido correcto»,
– dar preferencia a los alimentos enriquecidos con vitaminas (véase pág. 132),
– tomar suplementos en forma de comprimidos.

Antes de considerar esta última solución, consulte a su médico, pues los comprimidos de vitaminas o de minerales le serán beneficiosos si tiene carencia de determinado nutriente, pero el exceso, por el contrario, es perjudicial.

Los comprimidos multivitaminados

Si no es por prescripción médica, evite tomar comprimidos ricos en una sola vitamina, ya que suelen contener dosis demasiado elevadas.

• La vitamina C en dosis elevadas, por ejemplo, puede tener un efecto pro-oxidante (véase pág. 45) peligroso para el corazón y la salud en general, y algunos comprimidos aportan 1.000 mg, es decir, más de diez veces las necesidades diarias.

• Los comprimidos con una elevada dosis de vitamina E pueden favorecer el desarrollo de ciertos tumores y obstaculizar la acción de las estatinas, los medicamentos contra el colesterol.

• El caso del beta-caroteno es peor aún; las verduras son ricas en este elemento y protegen contra el cáncer de pulmón; así pues, cabía esperar que unos comprimidos con una dosis elevada de beta-caroteno fueran todavía más eficaces. Por desgracia, un equipo científico norteamericano ha demostrado que estos comprimidos no sólo no reducen el riesgo de cáncer, sino que lo aumentan.

En cuanto a los comprimidos multivitaminados, dejando a un lado ciertas multivitaminas norteamericanas, casi ninguno contiene más del 100 por ciento del aporte diario aconsejado de cada vitamina (véase cuadro siguiente) y corresponde a dosis «alimentarias», no «farmacológicas». Así pues, no comportan ningún riesgo de toxicidad y le serán útiles si se encuentra en uno de los casos enumerados más arriba.

Multivitaminas que aportan el 100 por ciento del aporte diario aconsejado

Disponibles en farmacias
Alvityl 12 vitaminas, Quotivit, Vivamyne multi, etc.
Disponibles en parafarmacias
Bioessor tonus,* Lecitone adulto,* Naturland efervescente antifatiga vitalidad, Naturland súper Complejo 100 antifatiga vitalidad,* Vida y salud 10 vitaminas 4 oligoelementos, etc.
Disponibles en grandes superficies
Juvamine Fizz 10 vitaminas 4 oligoelementos, Juvamine 1 al día,* Juvamine Mujer,* Juvamine Relax,* Multivitaminas y minerales efervescentes Vitarmonyl, Multivitaminas Vitarmonyl,* etc.

* Los productos marcados con un asterisco contienen azúcar.

El calcio

Si come menos de dos productos lácteos al día (tres en el caso de los adolescentes, las mujeres embarazadas y las mujeres menopáusicas), un suplemento de calcio optimizará la salud de sus huesos, sobre todo en otoño e invierno, ya que la falta de sol hace el esqueleto más dependiente del calcio a causa de una carencia relativa de vitamina D (la piel sólo sintetiza esta vitamina, que fortalece los huesos, en presencia del sol).

El hierro
Si come carne y pescado, sin duda el aporte de hierro será suficiente para cubrir sus necesidades. En tal caso, no lo tome en forma de comprimido, pues el exceso de hierro es nocivo para las arterias.

Los comprimidos de vitaminas, minerales y oligoelementos y usted: mis consejos

— Si come de todo, dando preferencia a los alimentos con un alto potencial saludable, no necesita tomar ningún comprimido.
— Si en su alimentación falta hierro, calcio o vitaminas, los comprimidos le resultarán útiles para evitar una carencia, pero no serán un sustituto de los «verdaderos» alimentos en la preservación de la salud.
— Si toma comprimidos, escoja los que le proporcionen dosis «alimentarias» de vitaminas (es decir, cercanas a las procedentes de una alimentación variada) y evite las «megadosis», pues el exceso resulta nocivo.
— Antes de tomar suplementos nutricionales, consulte con su médico para saber si realmente los necesita.

No obstante, alrededor del 20 por ciento de las francesas tienen carencia de hierro debido a las pérdidas periódicas que acompañan a la menstruación o a las necesidades relacionadas con el embarazo; esta carencia de hierro es fuente de fatiga y anemia.

Si se siente cansada, quizá le falte hierro; si el análisis de sangre lo confirma, tomar hierro durante dos o tres meses mejorará su estado. Consúltelo con el médico.

El selenio, el cromo, etc.
Existen otros suplementos que están compuestos por oligoelementos como el cromo, el selenio, etc. Hasta el momento, ninguno ha demostrado ser eficaz en la prevención de las enfermedades cardiovasculares, el cáncer o el envejecimiento cerebral.

Los alimentos *light*

Para el corazón, para el cerebro y para proteger del cáncer, se recomienda no comer alimentos demasiado grasos y, sobre todo, moderar el consumo de grasas de origen animal. Con este objetivo, los alimentos *light* pueden ser útiles cuando se tiene tendencia a comer cosas demasiado grasas y, sobre todo, cuando se debe perder peso.

Los productos lácteos y la mantequilla *light*
La leche es uno de los primeros alimentos *light*; desde la década de los setenta, la leche semidesnatada representa más de dos tercios de las ventas. Pese a que contiene la mitad de grasas de la leche entera (17 g en lugar de 36 g por litro), conserva el sabor. En cambio, la leche totalmente desnatada suele ser insípida, de modo que recurra a ella sólo si necesita adelgazar rápidamente.

El yogur natural clásico (el más sencillo y barato) está naturalmente equilibrado y es poco graso. Los yogures con un 0 por ciento de materias grasas (MG) no presentan ninguna ventaja, aunque se ha mejorado mucho su sabor, al igual que el de los quesos frescos con un 0 por ciento de MG. Si tiene que adelgazar, los yogures con frutas edulcorados y con un 0 por ciento de MG son interesantes, pues son mucho menos calóricos que los yogures con fruta azucarados.

El queso blanco con un 40 por ciento de MG es sabroso,

pero demasiado graso si tiene exceso de peso o el colesterol alto; el queso blanco con un 20 por ciento de MG lo es menos sin perder sabor, de modo que es una buena opción si desea comer cosas ligeras pero sabrosas.

¿Por qué los yogures con un 5 por ciento de MG son más grasos que el queso blanco con un 20 por ciento de MG?

La reglamentación del etiquetado establece que el porcentaje de materias grasas que figura en la etiqueta de los quesos frescos se debe calcular sobre el extracto seco (todo lo que no es agua en un alimento). Así pues, 100 g de queso blanco con un 20 por ciento de MG que contenga un 17 por ciento de extracto seco, resulta que en realidad contiene unos 3 g de materias grasas por 100 g de producto elaborado. La reglamentación sobre los yogures y las leches fermentadas es diferente; el porcentaje de materias grasas que figura en la etiqueta se calcula sobre el peso total del producto y no sobre su peso seco. En consecuencia, un yogur con un 5 por ciento de MG y un contenido de 125 g le aportará 6 g de materias grasas, es decir, el doble que 100 g de queso blanco con un 20 por ciento de MG.

Los quesos, salvo los frescos, contienen poca agua y, por lo tanto, proporcionalmente más extracto seco. Así, 100 g de queso aportan alrededor de 25 g de grasas, o sea, tres veces más que 100 g de queso blanco con un 40 por ciento de MG. Comparados con los quesos tradicionales con un 45 por ciento de MG, los quesos *light* con un 20 o 25 por ciento de MG poseen generalmente una textura más firme y elástica y son más insípidos, aunque tienen un toque amargo. Los verdaderos amantes del queso preferirán un trocito de un queso clásico a un trozo el doble de grande de un queso *light*. Con todo, en algunos establecimientos es posible encontrar quesos tradicionales a la vez ligeros y sabrosos.

En las mantequillas y las margarinas *light*, generalmente se han reducido las materias grasas a la mitad en relación con la mantequilla y la margarina clásicas. Falta saber si usted prefiere untar la rebanada de pan del desayuno con un poquito de mantequilla o con mucha mantequilla *light*.

El mismo razonamiento es aplicable cuando se comparan las versiones *light* y tradicional de la nata líquida (para cocinar) y de la vinagreta (para las ensaladas). Todos estos productos resultan interesantes cuando no se ha alterado su sabor.

El embutido *light*

Para mejorar su imagen, el embutido también ha entrado en el mercado de lo *light*. Actualmente existen salchichas y patés *light*; consúmalos sin abusar, pues, pese a todo, siguen siendo bastante grasos.

Los productos del cerdo naturalmente pobres en materias grasas, como el jamón cocido, el lacón, la tripa o los filetes de beicon, son más interesantes.

Los platos precocinados *light*

Los platos precocinados llamados *light* aportan menos calorías que los platos precocinados clásicos. Si, para adelgazar, desea utilizarlos de un modo saludable, acompáñelos con una ensalada o un plato de verdura, pues generalmente las comidas *light* no contienen la suficiente.

Los alimentos *light* y usted: mis consejos

— Si tiene un exceso de peso o demasiado colesterol, los alimentos *light* le permiten reducir las grasas animales en su alimentación, de lo que se deriva un beneficio para el peso y para las arterias.
— Otra solución igual de eficaz es comer alimentos «auténticos», pero los más grasos (platos con salsas, embutidos, queso) con menos frecuencia de la habitual.
— Si no tiene problemas ni de peso, ni de corazón, ni de colesterol, coma alimentos auténticos, no *light*, pero modere el consumo de alimentos muy grasos a fin de preservar su salud.

Los edulcorantes

Los edulcorantes tienen un sabor dulce pero aportan menos calorías que el azúcar de mesa clásico. En los alimentos en los que sustituyen al azúcar, figura la inscripción «sin azúcar» o *light*. Los edulcorantes se presentan en dos modalidades: en polvo, para los postres, o en comprimidos, para las bebidas. Existen dos familias de edulcorantes: los polialcoholes y los edulcorantes intensos.

Los polialcoholes: cuidado con las calorías
Los polialcoholes (sorbitol, xilitol, manitol) sirven sobre todo para aligerar los caramelos y los chicles. Tienen la ventaja de que no favorecen la formación de caries (a diferencia de los caramelos azucarados), pero provocan diarrea si se consumen en exceso. Los polialcoholes aportan alrededor de 2,4 calorías por gramo, es decir, menos que el azúcar (alrededor de 4 calorías),

pero aun así las suficientes para favorecer el aumento de peso cuando se consume mucha cantidad.

Así pues, no se deje engañar por la inscripción «caramelos sin azúcar». Es verdad que esos caramelos no contienen azúcar (se sobreentiende azúcar blanco), pero aun así son ricos en calorías, de modo que, si tiene tendencia a engordar, modere su consumo.

La sacarina y el aspartamo

La sacarina y el aspartamo son dos edulcorantes llamados «intensos» porque proporcionan una sensación de dulzor muy intensa. Por esta razón, una ínfima cantidad basta para endulzar y su aporte calórico es mínimo. Son aconsejables, pues, en caso de diabetes o exceso de peso. Pese a ciertos temores, los edulcorantes intensos no parecen tóxicos, pero ¿son útiles? Todo depende del uso que se haga de ellos.

La familia de los edulcorantes intensos

Aspartamo: Canderel, Bon suc Krüger, Happy Farmer (Auchan), Sucrin, Form'U (Super U), Carte Blanche, etc.
Aspartamo + acesulfamo K: Kara de Pouss'suc, etc.
Sacarina: Sucrédulcor, Skun Suc, Sun Suc, etc.

Los inconvenientes de los edulcorantes

El solo hecho de reemplazar el azúcar clásico por un edulcorante intenso no mejorará su figura. Sin darse cuenta, comerá un poco más los días siguientes y, en total, su peso no cambiará.

Además, consumidos sin discernimiento ni mesura, los edulcorantes tienen un efecto nocivo; nos acostumbramos cada vez más al sabor endulzado, lo que lleva a comer más postres, barras chocolateadas o productos lácteos edulcorados. Y, aunque no contengan azúcar, generalmente esos productos son ricos en grasas y en calorías; por ejemplo, el chocolate *light* suele ser más graso que el chocolate clásico. Este consumo conduce, pues, a un exceso de calorías y un aumento de peso.

Por lo demás, aunque sea de forma claramente menos marcada que en los alimentos azucarados, los alimentos y las bebidas endulzados con edulcorantes intensos hacen que el páncreas segregue insulina, y, tanto para las arterias como para el peso, es preferible tener el nivel de insulina bajo.

La fructosa: un caso particular

La fructosa es el azúcar natural de la fruta; por lo tanto, no es un azúcar artificial. Es tan sabroso y rico (4 cal/g) como el azúcar clásico, pero se diferencia de éste en dos puntos:
— tiene un elevado poder de endulzamiento (hace falta menos para obtener el mismo sabor);
— estimula menos la secreción de insulina por parte del páncreas.
Dos ventajas si es usted diabético o tiene que adelgazar.

Las ventajas de los edulcorantes

Con todo, los edulcorantes son útiles en determinados casos. Si intenta calmar la ansiedad comiendo un alimento dulce, el hecho de escoger alimentos edulcorados limitará el aumento de peso. Si tiene diabetes o sobrepeso y le gustan los postres dulces, el consumo razonable de edulcorantes (en los productos lácteos, las ensaladas de frutas, el café de la mañana, etc.) hará que su dieta sea más sabrosa y, por lo tanto, más fácil de seguir y más eficaz. Esto suponiendo que disfrute con los alimentos dulces; si no, consuma menos, pero con azúcar «de verdad».

Los edulcorantes y usted: mis consejos

— Si es usted diabético o pesa más de lo debido y come muchos alimentos dulces, tome edulcorantes, pero con moderación.
— Si no tiene ni diabetes ni exceso de peso, tome azúcar «de verdad».
— En ambos casos, aprenda a apreciar el sabor de ciertos alimentos y bebidas sin azúcar ni edulcorantes; el aroma de un buen café o de un té Darjeeling no necesita que se le añada azúcar, y lo mismo cabe decir de un tazón de fresas o de frambuesas.

Los alicamentos y los «alimentos funcionales»

El término «alicamento» presupone considerar el alimento un medicamento, y ello en el marco de un tipo de terapéutica, la «nutracéutica». Estos términos (alicamento y nutracéutica) están de moda, pero a mí personalmente me parecen detestables como mínimo por tres razones.

• En primer lugar, no tienen nada de científico. Si una buena alimentación actúa sobre la salud, es para estar más en forma y prevenir el riesgo de enfermedades, no para tratar una enfermedad ya declarada; cuando se tiene una afección cardíaca o un cáncer, lo que permite curarlos son los medios médicos, no la alimentación, aunque ésta desempeña un papel primordial en la prevención de las recaídas.

• En segundo lugar, estos términos hacen que los menús

parezcan una receta médica y las tiendas de comestibles un anexo de la farmacia, cuando el placer de comer y de compartir son fundamentales para nuestro equilibrio y nuestra calidad de vida.

• Por último, lo único que sabemos seguro sobre los beneficios para la salud se refiere a los alimentos «básicos» tradicionales que cualquiera puede encontrar en el mercado y en las tiendas habituales.

Fructo-oligosacáridos e inulina: alimentos funcionales con efectos similares... a los del yogur

Gracias a su particularísima textura, estos ingredientes sustituyen presuntamente al azúcar (los fructo-oligosacáridos) y a las grasas (la inulina), por lo que pueden resultar útiles en los casos de exceso de peso. Además, modulan la actividad de las bacterias del intestino de una forma similar al yogur y, de este modo, participan en la regulación del tránsito intestinal.

En cambio, hasta la fecha no existe ninguna prueba tangible de su interés real en lo que se refiere a las demás reivindicaciones: descenso del colesterol, disminución del riesgo de cáncer de colon y modulación de las defensas inmunitarias. Las investigaciones futuras nos dirán lo que hay de cierto en ello.

Por lo demás, cada vez hay más alimentos nuevos que se presentan con la denominación más apropiada de «alimentos funcionales», es decir, de alimentos que responden a una función muy precisa en la ecología de nuestro organismo. ¿Qué hay que pensar de ellos?

En las páginas anteriores se ha hablado de la utilidad y las limitaciones de los diferentes productos que reivindican esta condición de forma más o menos marcada según sus respectivas políticas de márketing: la margarina, los alimentos enriquecidos con omega 3, con vitaminas o con minerales, algunas leches fermentadas, la soja, etc. Cada uno tiene sus ventajas, sus inconvenientes e incluso sus peligros. En el futuro, con el desarrollo de los conocimientos científicos, podremos precisar mejor cuándo y para quién son útiles los alimentos, así como disponer de nuevos «alimentos funcionales».

Los alicamentos, los alimentos funcionales y usted: mis consejos

— Si se elige bien, es posible, además de aconsejable, proteger la salud con ayuda ante todo de los alimentos clásicos. Eso es lo ideal.
— No obstante, los alimentos funcionales tienen su utilidad, aunque sólo en determinados casos, por lo que no deben utilizarse de forma indiscriminada.

Los productos procedentes de la agricultura biológica

Los alimentos procedentes de la agricultura biológica generalmente tienen índices más bajos de pesticidas y nitratos. Por otro lado, tienen un contenido en vitaminas y minerales entre un 10 y un 15 por ciento más elevado que los alimentos procedentes de la agricultura convencional. Sin embargo, no existe prueba alguna sobre su impacto en el estado de salud. Sobre todo, es preciso señalar que todos los estudios que han demostrado los beneficios de la fruta y la verdura se han realizado con productos procedentes de la agricultura clásica, no de la agricultura biológica.

Los alimentos biológicos suelen ser más sabrosos, lo que incita a consumir más fruta y verdura, y eso ya es una ventaja nada desdeñable, pero también tienen dos inconvenientes.

• La agricultura biológica utiliza fungicidas que no siempre son lo suficientemente potentes para frenar el crecimiento del moho, sobre todo en la fruta, la verdura, los granos de cereales e incluso los frutos secos, y algunos mohos fabrican sustancias denominadas «micotoxinas», que son cancerígenas en caso de consumo elevado y repetido. Así pues, cuando se compran productos procedentes de la agricultura biológica, es conveniente evitar aquellos que tienen moho y respetar las fechas de consumo.

• Su coste hace onerosa una compra «totalmente bio» para la familia.

Los alimentos biológicos y usted: mis consejos

— Faltan argumentos objetivos para defender los beneficios de la alimentación biológica. Entre alimentos tradicionales y biológicos, déjese guiar por sus gustos personales, pero sin dogmatismo.

— Si consume fruta y verdura procedente de la agricultura biológica, evite las que tengan aspecto mohoso.

— Pruebe la variante biológica de los alimentos que más le gusten; sin duda los encontrará todavía más sabrosos.

6

Mantener la línea, caminar y hacer deporte: unos excelentes aliados para la salud

Se puede unir lo útil a lo agradable: tener un peso razonable, caminar y hacer un poco de deporte son cosas beneficiosas para la figura, pero también reducen el riesgo de cáncer y de enfermedades cardiovasculares. Esto no significa que haya que convertirse en un obseso de la delgadez o de la competición; casi siempre bastan unas sencillas reglas para conjugar forma, línea y salud.

Un peso razonable y estable

¿Es peligroso estar demasiado gordo?
El sobrepeso y, sobre todo, la obesidad acentúan los riesgos de enfermedades cardiovasculares.

Por ejemplo, un hombre joven con un 30 por ciento de exceso de peso se expone a un riesgo de insuficiencia coronaria multiplicado por dos. Los mecanismos que intervienen son varios: el sobrepeso favorece la diabetes, la hipertensión arterial y las alteraciones del colesterol, tres cosas que aceleran el proceso de arteriosclerosis. Aun cuando no se tengan estos trastornos, la obesidad aumenta el riesgo de obstrucción de las arterias.

La obesidad, al afectar a las arterias, también puede alterar el cerebro; el exceso de peso favorece los accidentes vasculares cerebrales, que se traducen, según la zona cerebral afectada, en parálisis, trastornos intelectuales o de la memoria, alteración del habla, etc.

El cáncer también es más frecuente. El riesgo de cáncer de útero se multiplica por más del doble en caso de obesidad grave o muy grave (véase tabla pág. 151). La obesidad también aumenta el riesgo de cáncer de mama, sobre todo en la menopausia y si el exceso de grasa se localiza en el vientre; en cambio, antes de la menopausia y en los casos en que la grasa se acumula en la parte superior de los muslos, formando las llamadas «pistoleras», el riesgo es el mismo (o incluso menor) que en cualquier otra mujer.

Otros tres tipos de cáncer (riñón, próstata y, sobre todo, colon) son más frecuentes en caso de obesidad. La causa es el exceso de insulina (una hormona que fabrica el páncreas) provocado por el exceso de grasa corporal y que favorece la mutación de las células cancerosas.

¿Necesita adelgazar?

Si quiere saber si tiene un exceso de peso y si su corpulencia le altera la salud, lo peor que puede hacer es compararse con las sílfides casi irreales de las revistas de moda, pues la mayoría están demasiado delgadas. Consulte la tabla siguiente para situarse; por encima del peso ideal, cuantos más kilos se acumulan, más aumentan los riesgos, pero los problemas aparecen sobre todo en los casos de obesidad.

Peso ideal, sobrepeso y obesidad en función de la estatura

Para una estatura de:	1'50m	1'55m	1'60m	1'65m	1'70m	1'75m	1'80m	1'85m
El peso* ideal** se sitúa entre:	42 y 56 kg	44 y 60 kg	47 y 64 kg	50 y 68 kg	53 y 72 kg	57 y 77 kg	60 y 81 kg	63 y 86 kg
El sobrepeso empieza en un peso* de:	56 kg	60 kg	64 kg	68 kg	72 kg	77 kg	81 kg	86 kg
La obesidad empieza en un peso* de:	67,5 kg	72 kg	77 kg	82 kg	87 kg	92 kg	97 kg	103 kg
La obesidad grave empieza en un peso* de:	79 kg	84 kg	90 kg	95 kg	101 kg	107 kg	113 kg	120 kg
La obesidad muy grave empieza en un peso* de:	90 kg	96 kg	102 kg	109 kg	116 kg	123 kg	130 kg	137 kg

* El peso se entiende en kilogramos.
** En el sentido médico del término, el peso ideal se entiende como el peso que garantiza la mejor salud y la esperanza de vida más larga.

La grasa situada en la parte superior del vientre, por encima del ombligo, es la más peligrosa para el corazón y las arterias, el cerebro y el riesgo de cáncer. En cambio, cuando las redondeces están localizadas debajo del ombligo, en las caderas o en los muslos, son menos nocivas. Así pues, si tiene mucho vientre, le conviene perder unos cuantos kilos, pues está dos veces más expuesto a contraer una enfermedad cardiovascular que una persona que pese lo mismo pero tenga pistoleras. Esto explica que el exceso de peso sea más peligroso en el hombre que en la mujer.

Para saber a qué atenerse, utilice un metro de costurera, flexible pero no extensible, y:

• de pie, sin forzar la respiración, mídase el contorno de cintura por la zona más estrecha (generalmente la del ombligo) y el contorno de caderas por la más ancha (véase dibujo);

• divida a continuación el valor del contorno de cintura por el del contorno de caderas, ambos en centímetros.

• La relación cintura-caderas permite calcular el riesgo; normalmente, se sitúa entre 0,64 y 0,85 en la mujer, y entre 0,85 y 1 en el hombre. Si es superior a 1 en el hombre o a 0,85 en la mujer, el riesgo cardiovascular aumenta y es muy probable que le convenga adelgazar.

Estos temores disminuyen con la edad, pues a partir de los sesenta años las arterias coronarias sufren mucho menos a causa del sobrepeso. De modo que a los que más les conviene perder los kilos de más es a los hombres de menos de sesenta años y un poco barrigones.

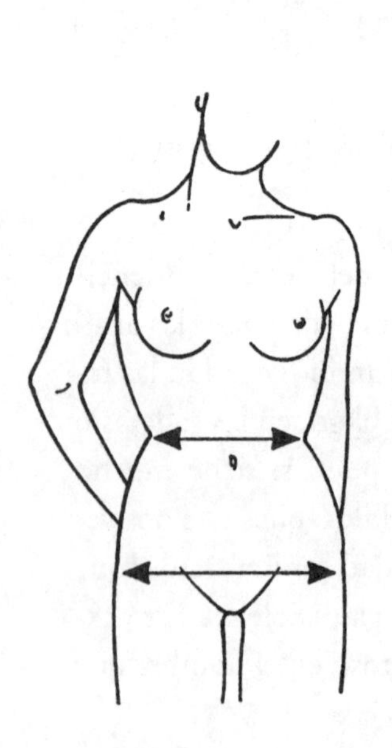

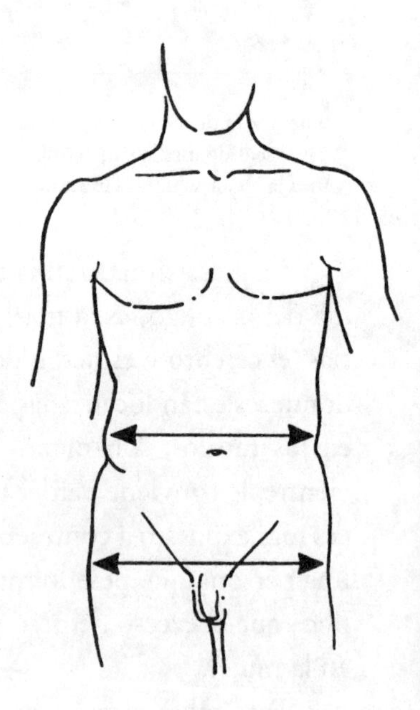

El peso y la salud: mis consejos

— Evite engordar más de 5 kilos entre los veinte y los sesenta años. Dos excepciones: si deja de fumar o si estaba excesivamente delgado antes de los veinte años, engordar unos kilos suplementarios no es perjudicial.
— Si padece de obesidad (véase pág. 151), pierda unos kilos y evite recuperarlos. El mismo consejo es aplicable si tiene un sobrepeso más moderado pero peligrosamente situado (es decir, en el vientre).
— Si se encuentra en el intervalo ideal de peso para su estatura (véase pág. 151), tratar de estar más delgado no tendría ninguna utilidad desde el punto de vista de la salud.

Cómo evitar el aumento de peso

Hay muchas maneras de adelgazar, pero exponerlas no es el objetivo de esta obra.[1] En realidad, normalmente el principal problema no es adelgazar, sino no aumentar de peso o no recuperar los kilos perdidos. Para conseguirlo, para mantener un peso estable, es necesario tener presentes algunas indicaciones y ponerlas en práctica.

- Si siempre ha estado delgado, siga estos tres consejos:

  - Muévase lo suficiente (véase pág. 154).
  - Coma la cantidad que le apetezca y pare cuando se sienta saciado.
  - Prepare las comidas de modo que su peso se regule de forma natural (véase cuadro en pág. 155).

1. Las personas interesadas en el tema pueden leer J. Fricker, *Le nouveau guide du bien maigrir*, Odile Jacob, 2002.

• Si acaba de adelgazar y no quiere recuperar los kilos que ha perdido, tendrá que estar especialmente atento. Los estudios científicos demuestran —y la experiencia médica confirma— que, sea cual sea el régimen, el medicamento o cualquier otro método elegido para perder peso, recuperará los kilos perdidos si, al interrumpirlo, no adopta unos comportamientos diferentes de los que le habían hecho engordar.

Como demuestra el estudio científico de J. K. Harris y R. Wing, es especialmente aconsejable:

- Moverse más a menudo (véase a continuación).
- No perder el contacto con el terapeuta si había recurrido a un profesional para que le ayudara a adelgazar. Puede ser muy de vez en cuando (cada tres o seis meses, por ejemplo) y a distancia (por teléfono, correo, fax, e-mail), pero le conviene mantener el contacto.
- Consumir más verduras.
- Comer alimentos menos grasos.
- Evitar, aunque sin demonizarlos o desterrarlos totalmente, ciertos alimentos muy ricos, como las patatas chips, los perritos calientes, las golosinas, etc.

Hacer deporte y caminar

Desde Hipócrates y la antigua Grecia, muchos médicos recomiendan la práctica regular de una actividad física para mantenerse sano, pero hasta hace poco los estudios científicos no han confirmado lo fundado de estos consejos ancestrales. Quienes hacen ejercicio regularmente se mantienen más sanos y envejecen mejor que aquellos demasiado sedentarios. Así pues, muévase, pero controladamente, a fin de evitar los accidentes relacionados con una práctica deportiva inadecuada.

Cómo confiar en el lenguaje del cuerpo

El centro del hambre, situado en una región del cerebro denominada «hipotálamo», adapta el apetito a nuestras necesidades. Induce el hambre cuando nos falta energía y produce sensación de saciedad cuando hemos comido suficiente, pero se desajusta en cinco circunstancias:

— Cuando las calorías se «beben»: refrescos, siropes, zumos de frutas, té helado y resto de bebidas endulzadas.

— Cuando la alimentación contiene una concentración excesiva de calorías; de ahí que sea conveniente incluir verduras (los alimentos menos concentrados) en todas las comidas y moderar la cantidad de materias grasas, galletas, golosinas, platos preparados, patatas chips, etc. (los alimentos más concentrados).

— Cuando los glúcidos se asimilan demasiado deprisa; de ahí la importancia de escoger glúcidos lentos en lugar de azúcares rápidos (véase pág. 66) y de comer verdura (ralentizan la asimilación de la comida).

— Cuando se lleva una vida demasiado sedentaria.

— Se come demasiado a menudo en respuesta a las emociones o al estrés; unas sesiones de relajación o la psicoterapia pueden resultar útiles.

Actividad física y longevidad

PRIMERA CONSTATACIÓN

La práctica de un deporte reduce del 30 al 50 por ciento el índice de mortalidad, es decir, el riesgo de morir a lo largo del año. En Estados Unidos, por ejemplo, el 12 por ciento del número total de fallecimientos (250.000 todos los años) se atribuye a la falta de actividad física regular. Las personas activas viven más tiempo.

Para la salud, la actividad física es incluso más importante que la delgadez; si está usted demasiado grueso, pero camina más de 4-5 km al día o practica deporte con regularidad, sin duda gozará de mejor salud que la mayoría de las personas delgadas pero sedentarias.

SEGUNDA CONSTATACIÓN

No es necesario pasarse la vida en los gimnasios o en un estadio para beneficiarse de este efecto; tres horas de deporte a la semana bastan para alcanzar la longevidad máxima.

TERCERA CONSTATACIÓN

El ejercicio realizado en un contexto diferente al del deporte, como, por ejemplo, una actividad de ocio, la jardinería, los trabajos domésticos o la bicicleta a velocidad lenta, tiene unos efectos igualmente beneficiosos. Si escoge esta solución, tendrá que dedicarle el doble de tiempo, es decir, entre cinco y seis horas a la semana, para obtener un efecto sobre la salud igual de beneficioso que con las tres horas de deporte.

Otra solución, más sencilla todavía, consiste en caminar de 3 a 5 km al día o incluso más. Según algunos trabajos científicos particularmente optimistas, si camina 10 km al día, puede esperar vivir siete años más que si lleva una existencia demasiado sedentaria.

Actividad física, corazón e infarto

Los individuos sedentarios sufren tres veces más infartos de miocardio o ataques cerebrales que los que son físicamente activos. Al igual que en los efectos del deporte sobre la longevidad, en este caso también basta dedicar dos o tres horas semanales a un deporte para beneficiarse de ello, o el doble de tiempo si prefiere actividades más tranquilas, como caminar. Como demuestra el siguiente cuadro, el ejercicio es tan eficaz porque influye sobre numerosos factores, que influyen a su vez sobre el estado de las arterias.

Mecanismos por los que el ejercicio reduce el riesgo de enfermedades cardiovasculares

— Descenso de la tensión arterial: prevención de la hipertensión arterial.
— Descenso de la glucemia: prevención de la diabetes.
— Aumento del colesterol bueno, el HDL: prevención del colesterol.
— Disminución de la viscosidad de la sangre: prevención de la trombosis.
— Mejora del ritmo de los latidos cardíacos: prevención de las arritmias.
— Disminución del peso y la grasa corporal: prevención de la obesidad.
— Mejor control del estrés y mejor estado de ánimo.

Tabaco o deporte: hay que elegir

Cuidado con encender un cigarrillo inmediatamente después de correr; el tabaco provoca un espasmo de las arterias coronarias cuando se encuentran estimuladas y dilatadas por el esfuerzo, de lo que se deriva un riesgo de trombosis e infarto.
A diferencia del cáncer de pulmón, lo que interviene en este caso no es el tiempo de exposición sino la simultaneidad deporte-tabaco. Si, por la razón que sea, fuma regularmente, es mejor que no realice un esfuerzo físico violento. El deporte no equilibra los efectos nocivos del tabaco, sino que incluso puede agravarlos.

Actividad física y cáncer

Los estudios sobre los efectos de la actividad física sobre el desarrollo del cáncer, más recientes que los referentes a las enfermedades cardiovasculares, son prometedores.

En las personas más activas (deporte, caminar, bicicleta, etc.), el riesgo de cáncer de colon se reduce entre un 40 y un 50 por ciento, y el de cáncer de mama o de endometrio entre un 30 y un 40 por ciento. Incluso la próstata se ve protegida, con una reducción del riesgo de entre el 10 y el 30 por ciento.

Los cánceres afectados por los beneficios de la actividad física (colon, riñón, próstata) figuran entre los más frecuentes; esto aumenta tanto el beneficio considerado en términos de salud pública como individual.

¿Cómo protege del cáncer hacer deporte o caminar?

- Regulando el crecimiento de las células del organismo,
- reduciendo los niveles de insulina (cuyo exceso aumenta el riesgo de mutagénesis),
- y, en las mujeres, regulando el ciclo hormonal.

Los beneficios sobre la actividad intelectual

Si es usted un «intelectual», los beneficios de la actividad física sobre la mente son considerables. Por un lado, el entrenamiento físico disminuye la ansiedad y devuelve la confianza en uno mismo; por otro, aumenta la resistencia a la fatiga y prepara para el sueño. Sentirse menos cansado y dormir bien le ayudará a concentrarse.

Nuestras capacidades intelectuales tienen tendencia a disminuir a partir de los cuarenta años. Caminar o hacer deporte han demostrado su eficacia para frenar esta evolución, eficacia que actualmente incluso se llega a cuantificar; por cada milla de marcha diaria (1,6 km), se reduce un 13 por ciento el riesgo de descenso del rendimiento intelectual. El resultado es similar con toda actividad que queme energía; por ejemplo, dos horas de tenis o de recorrido de golf semanal.

Actualmente también está demostrado que el ejercicio físico ejerce un efecto antidepresivo. Numerosos psiquiatras recomiendan el ejercicio como complemento de un tratamiento antidepresivo o de una psicoterapia, a fin de acelerar y posteriormente afianzar mejor la curación. En algunos casos de depresión leve, el deporte incluso puede constituir la terapia principal. Apenas empezamos a comprender cómo actúa el ejercicio sobre el estado de ánimo; el deporte produce un aumento en el cerebro de algunos neurotransmisores, como las endorfinas o la feniletilamina, que generalmente disminuyen en caso de depresión. Así pues, el deporte permite recuperar unos valores más favorables para el estado de ánimo.

Dentro de esta función antidepresiva, hacer deporte parece más eficaz que caminar, pues el aumento de la feniletilamina es más evidente cuando se percibe el esfuerzo físico como intenso y relativamente difícil.

¿Cómo ser más activo?

Iniciar una actividad física de forma demasiado brusca puede resultar peligroso, sobre todo si lleva mucho tiempo sin hacer deporte. Al igual que el sedentarismo, el exceso de deporte es peligroso para el corazón (infarto) y las articulaciones (artrosis); los extremos se tocan en lo que se refiere a las consecuencias. Para beneficiarse plenamente de la práctica de una actividad física razonable, siga los consejos propuestos en el cuadro siguiente.

ACTIVIDAD FÍSICA Y SALUD: LAS 8 REGLAS DE ORO
1. HACERSE UN RECONOCIMIENTO MÉDICO ANTES DE COMENZAR A PRACTICAR UNA ACTIVIDAD FÍSICA: Indispensable para detectar una eventual anomalía cardíaca o articular y estar seguro de haber elegido un deporte apropiado para su caso. Especialmente importante a partir de los cuarenta años y/o tras un período prolongado de inactividad física.
2. NO OLVIDAR NI EL CALENTAMIENTO NI LA FASE DE RECUPERACIÓN: Importante para reducir el riesgo de accidente muscular, articular o cardíaco. Siguiendo los consejos de un profesor de gimnasia y/o los que se dan en determinados libros.[1]
3. PRACTICAR CON REGULARIDAD UNA ACTIVIDAD DE RESISTENCIA: Marcha, jogging, ciclismo, natación, remo... a fin de optimizar los efectos de la actividad en el corazón. Esto no impide realizar además otro tipo de actividad, por el placer de jugar o de tonificar los músculos.
4. INTERRUMPIR LA SESIÓN DE EJERCICIO AL MENOR SÍNTOMA CARDIORESPIRATORIO ANORMAL: Palpitaciones, dolor en el pecho, jadeo anormal, angustia, síncope; todos estos síntomas indican que hay que interrumpir el ejercicio y acudir inmediatamente a un médico. Tan sólo el dictamen médico permitirá diferenciar un dolor fortuito de un verdadero problema cardíaco.
5. PRESERVAR LAS ARTICULACIONES: Evitar tanto el sedentarismo como el hiperentrenamiento, ambas cosas constituyen una fuente potencial de osteoporosis y problemas articulares. También es importante la calidad del material (calzado, etc.) y la ejecución correcta de los movimientos (con un monitor o con la ayuda de determinadas guías).[1]

1. Para más información, léase D. Laty y J. Fricker, *Le grand livre de la forme*, Odile Jacob, 1997.

6. COMER EQUILIBRADAMENTE: Azúcares lentos, magnesio, proteínas, ácidos grasos esenciales, vitaminas; todos estos elementos deben formar parte de la alimentación para optimizar el esfuerzo. No olvidar beber para evitar el cansancio, la deshidratación, los cálculos urinarios, etc.
7. TRES HORAS DE EJERCICIO A LA SEMANA: Esta duración es óptima para el corazón y la salud en general. Escoja la duración de las sesiones a su conveniencia; para la salud, tres sesiones de 1 hora son equivalentes a seis sesiones de 30 minutos.
8. SI NO TIENE NI GANAS NI TIEMPO DE HACER DEPORTE, SUSTITÚYALO POR LAS ACTIVIDADES COTIDIANAS: Caminar, jardinería, bicicleta, actividades domésticas, etc.; de 5 a 6 horas semanales proporcionan un beneficio equivalente a 2 o 3 horas de deporte.

7

En familia: las necesidades de cada uno

Comer bien para triunfar, preparar las comidas para mantenerse sano; el objetivo es común a todos, pero los consejos prácticos hay que adaptarlos a la edad y los gustos de cada uno, así como a los eventuales problemas de salud. Por lo demás, este objetivo no debe convertir la preparación de las comidas en un rompecabezas diario. ¿Cómo lograrlo?

Los niños

Afortunadamente, la infancia no es la edad ni de las enfermedades cardiovasculares ni del cáncer. No obstante, alimentar a su hijo de forma óptima es importante para:

- inculcarle unos hábitos que le serán beneficiosos durante toda la vida,
- garantizarle un crecimiento armonioso y un desarrollo correcto, fundamentos de una buena resistencia a las enfermedades en el transcurso de la vida adulta,
- brindarle todas las oportunidades en los estudios (véase pág. 19),
- evitarle el exceso de peso o la obesidad.

Equilibrio y buenos hábitos

Salvo si tiene un exceso importante de peso y el pediatra lo considera necesario, no debe poner a su hijo «a régimen». Deje que coma la cantidad que quiera, pero prepare sus comidas de forma equilibrada.

• El desayuno (véase pág. 190) es importante. Si no toma nada, es muy frecuente que coma demasiado en las siguientes comidas y esté expuesto a engordar más fácilmente. Si de verdad no tiene hambre, déle un plátano o un bocadillo de queso para el recreo de media mañana.

• Para merendar, déle a elegir entre leche o yogur, una pieza de fruta (plátano, manzana, etc.) o incluso pan con chocolate, galletas o tostadas con mermelada; en ocasiones excepcionales, pues son alimentos más grasos, galletas de chocolate, un pastel o una pieza de bollería.

• En la comida y en la cena, empiece con una sopa o vegetales crudos; como tendrá hambre, el niño se lo comerá sin protestar aunque no le guste mucho. Para satisfacer las necesidades nutricionales del niño, las entradas grasas (embutidos, empanadas, tartaletas, pizzas, etc.) sirven más como primer plato que como segundo, y en tal caso es preferible acompañarlas de ensalada o verdura.

• El primer plato no es obligatorio; el niño puede empezar perfectamente la comida con el segundo, compuesto, si es posible, de:

- Alimentos feculentos (pasta, arroz, patatas, sémola, maíz, trigo triturado, legumbres, etc.), ricos en glúcidos, para que quede saciado, y fuente de energía, para satisfacer las necesidades musculares y la actividad cerebral.
- Verdura (zanahorias, tomates, espinacas, judías verdes, setas, etc.), sobre todo si no ha tomado sopa o vegetales crudos. A su hijo le gustará más si se la presenta acom-

pañada de algún alimento feculento, no en sustitución de éste.

- Un trozo pequeño de carne o de pescado, o incluso un huevo o queso (rallado o no).
- Una materia grasa bien escogida; habitualmente, aceite de soja o de oliva (una o dos cucharadas de café en cada comida por término medio); de vez en cuando, mantequilla o nata líquida.

• Los productos lácteos no son indispensables en todas las comidas si el niño los toma fuera de éstas (desayuno o tentempiés); lo importante es que consuma dos (o tres) a lo largo del día. Es aconsejable que tome más yogur, Petit Suisse o queso fresco que cremas de postre.

• Evite los quesos supuestamente «para niños» (Kiri, Petit Louis, etc.), pues son pobres en calcio (véase tablas págs. 214 y 215) y demasiado ricos en grasas y en sal; parecen más una nata líquida salada que auténtico queso. ¿Por qué no darle un queso «clásico»?

• De postre, déle fruta o compota, pero no lo fuerce si no tiene hambre. No le obligue a comer una pieza de fruta entera; para un niño pequeño, media manzana puede ser suficiente. Una o dos veces por semana, puede prescindir del postre o, por el contrario, tomar un pastel.

• Déjele comer todo el pan que le apetezca, sobre todo cuando la comida no incluya ningún alimento feculento. A partir de los cuatro años, dé preferencia al pan completo o el pan de centeno, pero evite el pan con salvado, demasiado agresivo para sus intestinos.

Niños hiperactivos: ¿tiene la culpa el azúcar?

Algunos niños son hiperactivos y distraídos. Les cuesta concentrarse, estar atentos, lo que a menudo se traduce en comportamientos destructivos y lamentables resultados escolares. Por lo general, esos niños consumen más bebidas y alimentos endulzados que los demás, pero resulta difícil determinar el sentido de esta relación: ¿son hiperactivos porque toman demasiado azúcar o toman más azúcar porque la hiperactividad les incrementa el apetito?

Se ha cuestionado asimismo la responsabilidad de una falta de grasas esenciales, así como de un exceso de aditivos alimentarios (aromas artificiales, agentes conservantes, etc.), pero tampoco hay nada demostrado.

En cualquier caso, si observa mucha hiperactividad en su hijo, parece razonable:

— reducir el consumo de azúcar, así como de bebidas y alimentos endulzados, y dejarle comer sin restricciones las demás fuentes de glúcidos: fruta, pan, alimentos feculentos, etc.,

— dar preferencia a los aceites vegetales, en especial al de soja y el de oliva,

— ofrecerle una alimentación más «natural»: yogur natural (que endulzará él mismo con auténtico azúcar) en vez de postres lácteos aromatizados, fruta fresca en vez de compotas y otros postres con fruta, pan de panadería en vez de pan de molde o biscotes, cocina casera en vez de platos precocinados, pan con chocolate en vez de galletas, agua en vez de refrescos, etc.

• En la mesa, el niño sólo debería beber agua; los refrescos, aunque sean *light*, la leche y los zumos de fruta no son aconsejables, ya que favorecen la obesidad cuando sustituyen al agua en la mesa.

• Los edulcorantes pueden perturbar el aprendizaje que el niño realiza inconscientemente asociando el sabor de un alimento a su contenido calórico real. En vez de sustituir sistemáticamente el azúcar por un edulcorante, es preferible poner con moderación auténtico azúcar en el yogur, las ensaladas de frutas y los pasteles.

Mi hijo tiene un exceso de peso: ¿hay que limitar las cantidades?

Hay que intervenir más en la elección de los alimentos que en la cantidad, a fin de no alterar las sensaciones de hambre y de saciedad del niño; una carne poco grasa y/o una cocción al vapor se aceptan mejor que la limitación de la cantidad de pasta o de pan.

• Evite el «picoteo» a lo largo del día: patatas chips, galletas saladas, caramelos, chocolate, galletas endulzadas, etc. Presentan tres inconvenientes:

- engordan;
- sobrecargan el organismo de sal, grasas saturadas y azúcares rápidos, lo que, a largo plazo, es nocivo para su salud;
- reducen el apetito a la hora de las «verdaderas comidas» y, por lo tanto, privan al organismo de los alimentos más útiles.

El caso particular del adolescente

Las necesidades del adolescente son similares a las del adulto, de modo que las recomendaciones son las mismas, con la salvedad de que, en general, las raciones serán más abundantes debido al crecimiento.

Conviene prestar especial atención al calcio y al hierro.

• Debido al crecimiento óseo, las necesidades de calcio aumentan; déle 3 (incluso 4) productos lácteos al día, y si no le gustan, consulte con el médico la conveniencia de darle comprimidos de calcio (véase pág. 137).

• La pérdida de hierro relacionada con la menstruación puede provocar anemia, sobre todo si su hija tiene tendencias vegetarianas; también en este caso a veces es necesario un suplemento (véase pág. 138).

Está embarazada

Si está usted embarazada o amamantando a un niño, debe comer bien, no sólo por su propia salud sino también por el crecimiento del bebé, de modo que los consejos que se dan a lo largo de todo el libro le serán doblemente útiles, sobre todo en lo concerniente a los omega 3.

Durante el embarazo y después de dar a luz, no olvide los omega 3

Los ácidos grasos esenciales omega 3 intervienen en:
— El desarrollo del cerebro del bebé.
— La duración del embarazo; los ácidos grasos omega 3 lo alargan unos días y reducen el riesgo de nacimiento prematuro.
— La regulación de la tensión arterial; esto le afecta especialmente si tiene hipertensión arterial antes y/o durante el embarazo.
Por lo demás, los omega 3 actúan sobre sus propias neuronas; al parecer, la carencia aumenta el riesgo de depresión después del nacimiento.
Los ácidos grasos omega 3 se encuentran esencialmente en:
— Los aceites de nuez y de soja; el aceite de soja es uno de los aceites más equilibrados para el crecimiento del feto.
— El pescado, sobre todo el azul (véase pág. 203).
— Las nueces.

Tiene casi setenta años

El riesgo de cáncer, enfermedades cardiovasculares y alteración intelectual aumenta con la edad. Así pues, los consejos dados en este libro son igualmente válidos, aunque también hay que tener en cuenta el riesgo de desnutrición y la modificación en la percepción de los sabores, frecuentes a partir de los setenta años.

El peso ideal a partir de los setenta años

A partir de los setenta años, lo ideal es mantener el peso si uno tiene un sobrepeso moderado, engordar 2-3 kilos si está delgado o tiene un peso normal, y perder poco a poco unos kilos si es obeso.

Cuidado con comer excesivamente poco

A partir de los setenta años, una alimentación demasiado pobre en elementos nutritivos es el principal peligro nutricional. Hay muchos factores causantes, algunos relacionados con el entorno (disminución de los recursos financieros, soledad, depresión, dificultades para hacer la compra o preparar la comida, consejos dietéticos inapropiados) y otros con alteraciones corporales (mala dentadura, disminución del gusto, pérdida del apetito provocada por los medicamentos). Pese a estos contratiempos, es primordial comer lo suficiente.

- A esta edad, la carne y el pescado son las mejores fuentes de proteínas para garantizar la vitalidad de los músculos y los órganos; no se prive y coma este tipo de alimentos una o dos veces al día. Los productos lácteos, además de ser ricos en proteínas, también lo son en calcio, útil contra la osteoporosis.
- Otros alimentos a los que hay que dar preferencia son la fruta y la verdura, que combaten la osteoporosis y desempeñan un papel primordial en la prevención de numerosas enfermedades (véase pág. 41).
- Último hallazgo imprescindible: el aceite de soja y el pescado azul (véase pág. 203), cuyos omega 3 son todavía más importantes para las arterias y el cerebro que cuando se es más joven.

Le conviene comer alimentos feculentos en la cena. En primer lugar, le permitirán conciliar el sueño más fácilmente, pero, además de eso, la ingestión de glúcidos lentos unas horas antes de acostarse preserva los músculos y los órganos de las personas mayores. En cuanto a la comida, debe incluir una buena ración de carne o pescado. Las proteínas del organismo están transformándose permanentemente gracias a un ciclo de fabricación-destrucción, ciclo que se inclina demasiado del lado de la destrucción cuando la edad avanza, lo que provoca un descenso del tono muscular y un incremento de la fragilidad. Cuando las proteínas de la carne y del pescado se consumen a mediodía, facilitan la construcción de las proteínas del organismo en el momento (la tarde) en que ésta es más eficaz, mientras que los azúcares lentos de los alimentos feculentos tomados en la cena reducen la destrucción de las proteínas del organismo en el momento (la noche) en que ésta es más elevada.

No olvidar el ejercicio físico

El ejercicio físico mantiene los músculos y los huesos en buen estado. No hay necesidad de ponerse pantalones cortos y zapatillas de deporte; simplemente, prosiga o intensifique sus actividades cotidianas y, sobre todo, camine.

Adapte las comidas a sus gustos

A partir de los setenta años es frecuente que aumente la atracción por lo dulce, mientras que la percepción de los demás sabores disminuye, de modo que hay que aprender a preparar comidas y/o refrigerios dulces con alto valor nutricional recurriendo a tres familias de alimentos:

– La leche, los productos lácteos y los postres lacteados, por las proteínas y el calcio.
– La fruta y las compotas, por sus elementos protectores.
– Las tostadas (miel, mermelada, etc.) y las galletas, por su energía.

Para hacer más sabrosos los yogures y las ensaladas de frutas, no dude en ponerles azúcar, miel líquida (de acacia, de abeto, etc.) o mermelada.

Tiene el colesterol elevado

El colesterol, una molécula de la familia de los lípidos, está presente en varios alimentos de origen animal, así como en nuestra sangre y nuestras células. Desempeña un papel fundamental en el organismo; es indispensable para el equilibrio y el funcionamiento de las membranas que rodean las células, además de generar la síntesis de numerosas hormonas, entre ellas las sexuales.

El colesterol de nuestro organismo tiene dos orígenes:

– la alimentación,
– la síntesis por parte de nuestras propias células (todas las células son capaces de realizarla).

Todos tenemos colesterol en la sangre, indispensable para la vida. Sin embargo, cuando el nivel de colesterol es demasiado elevado, el riesgo de arteriosclerosis y de ataque cardíaco aumenta. En la mayoría de los casos, este fenómeno es hereditario, pero también se ve favorecido por una alimentación demasiado rica en grasas animales, un exceso de colesterol alimentario, un exceso de peso o la falta de ejercicio.

¿Tiene realmente el colesterol elevado?
En la sangre hay dos colesteroles muy distintos uno de otro; por un lado, está el colesterol HDL, y por el otro, el colesterol LDL.

- Al primero, el HDL, se le llama también «colesterol bueno» porque protege las arterias.
- Al segundo, el LDL, se le llama «colesterol malo» porque acelera la arteriosclerosis cuando se tiene demasiado.

No todo aumento del colesterol sanguíneo es nocivo; si se trata del colesterol HDL, no provoca arteriosclerosis sino que, por el contrario, tiende a prevenirla, como si participara en la limpieza de las arterias.

La mayoría de los análisis de sangre se limitan a dar el colesterol «total», sin distinguir entre el LDL (el malo) y el HDL (el bueno). Para evaluar el riesgo, es importante que su médico no se conforme con eso, sino que pida también el nivel de colesterol HDL; de lo contrario, la información no será completa.

• En consecuencia, un colesterol total alto puede corresponder a dos situaciones totalmente diferentes: si el que ha aumentado es el colesterol LDL, el riesgo aumenta, pero si es el HDL, está, por el contrario, bien protegido.

• En cambio, un colesterol total bajo puede resultar falsamente tranquilizador; si el que ha bajado es el colesterol HDL, el riesgo cardíaco es más elevado.

Así pues, es indispensable evaluar conjuntamente el colesterol HDL y el colesterol total (o incluso el HDL y el LDL). A partir de estas dos medidas, es posible establecer una relación entre los dos valores que permitirá saber si su colesterol sanguíneo le protege o le perjudica.

Los investigadores han definido unos niveles de riesgo muy útiles para situarse (véase tabla siguiente):

RIESGO CARDIO-VASCULAR	RELACIÓN *COLESTEROL TOTAL* / *COLESTEROL HDL*	
	HOMBRES	MUJERES
Muy bajo	Inferior a 3,5	Inferior a 3,1
Bajo	De 3,5 a 4,3	De 3,1 a 3,6
Moderado	De 4,4 a 5	De 3,7 a 4,3
Elevado	De 5,1 a 6,1	De 4,4 a 6,2
Muy elevado	Superior a 6,1	Superior a 6,2

Cuanto más baja es la relación colesterol total/colesterol HDL, menor es el riesgo cardiovascular. Pero recuerde que el colesterol es sólo uno de los factores de riesgo cardiovascular. Evalúe los demás (véase cuadro pág. 178) y coma de forma óptima; el corazón y las arterias resultarán beneficiados.

Si tiene una relación colesterol total/colesterol HDL elevada o muy elevada, deberá procurar especialmente:

- que baje el colesterol LDL comiendo mejor y, si es necesario, tomando determinados medicamentos,
- reducir los otros posibles factores de riesgo (véase pág. 177),
- escoger los alimentos que protejan directamente las arterias (véase pág. 177)

Si el riesgo es moderado o bajo (véase tabla anterior), no descuide otro posible factor de riesgo y coma bien; el corazón y las arterias se beneficiarán de ello.

Cómo comer para proteger las arterias
Si tiene el colesterol elevado, está más expuesto a sufrir un infarto de miocardio. No obstante, comer bien le ayudará a preservarse de los «ataques cardíacos».

En primer lugar, olvídese... del colesterol (véase cuadro a continuación). Consumiendo preferentemente aceite de soja y de oliva y pescado azul (véase pág. 203), comiendo más a menudo fruta y verdura (véase pág. 41), y escogiendo glúcidos lentos en lugar de azúcares rápidos (véase pág. 66), reducirá de modo considerable el riesgo cardíaco aunque el nivel de colesterol no varíe. Un célebre estudio científico realizado en Lyon lo ha demostrado sobradamente.

El estudio de Lyon: una demostración del papel fundamental de la alimentación en la protección cardiovascular

Un equipo lionés de cardiología, bajo la dirección de los doctores Serge Renaud y Michel de Lorgeril, comparó dos regímenes concebidos para prevenir la repetición del infarto de miocardio en individuos que habían sufrido uno en los meses anteriores. El primer régimen sólo tenía un objetivo: hacer bajar el colesterol (régimen hipocolesterolemiante clásico). El segundo era más global, y sobre todo era rico en fruta, verdura y ácidos grasos omega 3 (véase pág. 50).
Un año después del inicio del estudio, ya se observaban dos tercios de fallecimientos menos en el grupo sometido al régimen global que en el grupo que seguía el régimen destinado únicamente a hacer bajar el colesterol. Todas las complicaciones cardiovasculares estaban experimentando una clara disminución.

— 0 infartos en el régimen global frente a 2 en el régimen hipocolesterolemiante;
— 4 personas que continuaban sufriendo una angina de pecho frente a 21;
— 2 insuficiencias cardíacas frente a 8;
— 0 accidentes vasculares cerebrales frente a 3;
— 0 embolias frente a 3.

Al cabo de dos años, los fallecimientos por cualquier causa y por enfermedades cardiovasculares entre los pacientes que seguían el régimen global eran, respectivamente, un 70 y un 76 por ciento menores que entre los sometidos al régimen hipocolesterolemiante clásico.

Al cabo de cuatro años, una reducción de los fallecimientos por enfermedades cardiovasculares del 65 por ciento, de los fallecimientos por cualquier causa del 56 por ciento, e incluso de los cánceres del 60 por ciento, confirmaba el aspecto beneficioso del régimen global.

Y con los dos regímenes el colesterol había bajado por igual.

Así pues, el régimen global hace algo más que bajar el colesterol, que, en realidad, sólo constituye una etapa intermedia en el proceso que conduce al infarto. El modo de actuar de un régimen como ése es más directo, más eficaz, a la vez que es polimorfo; impide la formación de coágulos que obstruyan las arterias coronarias (las que irrigan el corazón) y provocan el infarto; ralentiza la arteriosclerosis gracias a los antioxidantes de determinados aceites y verduras; normaliza el ritmo del corazón y reduce el riesgo de «muerte súbita» gracias a los omega 3 del aceite de soja y del pescado (véase pág. 203). Lo que propongo en este libro es un enfoque global de este tipo.

Cómo lograr que baje el colesterol

Sin olvidar mejorar globalmente la alimentación (véase apartado anterior), puede reducir más el riesgo cardíaco escogiendo determinados alimentos que hacen bajar el colesterol sanguíneo. Es aconsejable reducir las grasas de origen animal realizando las siguientes elecciones:

- Más ave o carne magra que carne grasa (véase pág. 206).
- Cocinar más con aceite que con mantequilla o nata líquida.
- Más aceite de soja o de oliva que otros para las ensaladas (véase pág. 54).
- Más margarina (véase pág. 114) que mantequilla en las tostadas. Las margarinas anticolesterol del tipo Pro-Activ van bien para las tostadas (véase pág. 116), pero no deben sustituir al aceite de soja o de oliva en los platos, pues hasta el momento estos últimos han demostrado mejor su eficacia preventiva en los accidentes cardíacos.

Analice bien sus «factores de riesgo»

Las enfermedades cardiovasculares no afectan a todo el mundo de la misma forma. Además del colesterol, diversos factores llamados «factores de riesgo cardiovascular» (véase cuadro siguiente) son determinantes. Cuantos más factores de riesgo tenga y en un grado más elevado, más atento tendrá que estar a la calidad de su alimentación.

Enfermedades cardiovasculares: está más expuesto a padecerlas si...

— Es diabético o tiene hipertensión arterial.
— Es de sexo masculino.
— Tiene más de sesenta y cinco años.
— Algunos miembros de su familia han sufrido enfermedades cardiovasculares (angina de pecho, infarto, «ataque» cerebral, etc.) antes de los sesenta años.
— Ya ha tenido un problema cardiovascular.
— Fuma.
— Es demasiado sedentario.
— Está demasiado estresado.
— Tiene un exceso de colesterol «malo» (véase pág. 173).
— Le falta colesterol «bueno» (véase pág. 173).
— Tiene unos kilos de más (véase pág. 149).
— Tiene demasiado vientre (véase pág. 152).

Para utilizar esta lista de factores de riesgo cardiovascular en su beneficio, ante todo debe comprender que el término «riesgo» no indica en absoluto una certeza, sino tan sólo un aumento de la probabilidad de desarrollar la enfermedad. Por ejemplo, con un índice de colesterol malo demasiado elevado (véase pág. 173), se duplica, en relación con los individuos que tienen un índice normal, el riesgo de sufrir un infarto de miocardio en los cinco años siguientes, pero, afortunadamente, la probabilidad de no sufrirlo sigue siendo superior a la de sufrirlo.

Su médico es la persona más competente para evaluar el riesgo cardiovascular al que usted se halla expuesto en función de los diferentes factores. Tres de ellos (la diabetes, la hipertensión arterial y el colesterol) se pueden modificar mediante un seguimiento médico y la acción de medicamentos, destinados a la vez a normalizarlos y a contrarrestar las consecuencias nocivas para el corazón. Sin embargo, aun en este caso, alimentarse bien es imprescindible.

Por el contrario, hay cuatro factores de riesgo que ni usted ni su médico podrán cambiar:

• *El sexo masculino*. Antes de la menopausia, las secreciones hormonales protegen en parte a las mujeres, pero después esta protección va desapareciendo y a partir de los sesenta años el riesgo en hombres y mujeres difiere poco.

• *La edad*. Es una obviedad, pero hace falta recordarlo; cuanto mayores nos hacemos, más aumenta la probabilidad de sufrir un accidente cardíaco o vascular.

• *Los antecedentes familiares*. Pregunte a sus familiares (padre, madre, abuelos, hermanos, tíos) si uno o varios de ellos han tenido un problema cardíaco o un accidente vascular cerebral antes de los sesenta años; el hecho podría estar relacionado con determinados genes desfavorables que usted quizás haya heredado.

• *Sus propios antecedentes*. Es posible que haya descubierto una alteración en su sistema cardiovascular gracias a una revisión rutinaria (electrocardiograma, etc.) o por haber sufrido un infarto de miocardio.

Estos cuatro factores no se pueden modificar directamente, pero es posible prevenir sus consecuencias nocivas mediante la alimentación. Su presencia no es, por lo tanto, una razón para darse por vencido, sino todo lo contrario.

Otros tres factores están relacionados con el tipo de vida:

• *El tabaco*. Es una de las principales causas de enfermedades cardiovasculares. En la actualidad, hay tantas o más mujeres fumadoras que hombres, mientras que hace una treintena de años había muchas menos. Paralelamente, se encuentran cada vez más afectadas por las afecciones coronarias. Todo el mundo sabe lo que hay que hacer: además de comer bien, dejar de fumar. Un programa ambicioso, pero que merece la pena llevar a cabo por la salud. Y si el miedo a engordar le hace dudar de su decisión de apagar el último cigarrillo, piense que existen soluciones[1] para mantenerse delgado al dejar de fumar.

• *El sedentarismo*. La actividad física es un elemento protector fundamental para el corazón, más importante, por ejemplo, que conservar la línea. Lo idóneo para el corazón sería practicar tres horas de deporte a la semana (sin olvidar consultarlo antes con el médico por si hay alguna contraindicación). Otra solución igual de eficaz, y con frecuencia más fácil de poner en práctica, es caminar, subir escaleras, hacer las tareas domésticas, ocuparse del jardín, etc. Una hora diaria de estas actividades sencillas (es decir, el equivalente de andar cinco kilómetros) tendrá un efecto favorable en el buen funcionamiento del corazón y las arterias.

• *El estrés*. No tiene las mismas repercusiones en todos los casos. El estrés perjudicial para las arterias es esencialmente el que se sufre, por ejemplo, cuando uno tiene la sensación de que lo superan imperativos de todo tipo y de que carece total o casi totalmente de poder de decisión o de influencia sobre el curso de las cosas. Esto explica, entre otras razones, que los trabajadores con salarios más bajos se vean más afectados por este tipo de estrés que los altos ejecutivos. En cambio, cuando está agotado pero conserva relativamente el control de los acontecimientos y cuenta con un amplio margen de maniobra, el corazón se ve menos afectado. En cualquier caso, aprenda a distanciarse de las presiones reales o supuestas y resérvese ratos «sólo suyos» para recuperarse.

1. Véase J. Fricker, *Le nouveau guide du bien maigrir*, op. cit.

• «*At least but not last*», el exceso de peso y un vientre prominente constituyen riesgos cuya importancia y complejidad hacen necesarias más explicaciones (véase pág. 149).

Es diabético

Hay dos clases de diabetes, la insulinodependiente y la no insulinodependiente.

• La diabetes insulinodependiente suele aparecer a una edad temprana (los médicos la llaman «diabetes juvenil»), en ocasiones incluso durante la infancia, y está vinculada a la destrucción de las células del páncreas que fabrican la insulina, destrucción cuyo origen todavía no se conoce.

• En cuanto a la diabetes no insulinodependiente, afecta generalmente al adulto maduro y casi siempre está provocada por un exceso de peso. Por eso se le da el nombre de «diabetes del adulto».

Tanto si es «juvenil» como «del adulto», la diabetes se caracteriza por un nivel demasiado elevado de glucosa sanguínea (la glucemia de los análisis de sangre), lo que, a la larga, altera la pared de las arterias, con el consiguiente riesgo de arteritis o de infarto de miocardio. Por eso es esencial comer bien, para proteger el corazón y las arterias contra ese exceso de glucosa. Este libro le ayudará a hacerlo.

Además, para normalizar la glucemia, debe procurar especialmente:

• Evitar los glúcidos que se digieren demasiado deprisa (sobre todo cuando se toman entre comidas), como los de las bebidas endulzadas, los zumos de frutas, los helados, el puré de patatas, los cereales crujientes para el desayuno, las galletas de aperitivo...

• Preferir el pan hecho con harina poco refinada, como el

pan con cereales, el pan integral o el pan de centeno, al que es demasiado blanco, como la mayoría de las barras.

• Consumir una cantidad apreciable de verduras en la comida y en la cena.

Por lo demás, la actividad física le será de gran ayuda, pues, además de proteger el corazón y arterias (véase pág. 156), facilita la regulación de la glucemia.

En caso de diabetes del adulto, es muy beneficioso adelgazar

Según un estudio realizado con casi 5.000 diabéticos no insulinodependientes de entre cuarenta y sesenta y cuatro años, perder entre 10 y 15 kilos reduce el 33 por ciento la mortalidad en caso de exceso de peso u obesidad previos (véase pág. 149). Una pérdida mayor no ofrecería más protección.

Por último, en caso de diabetes del adulto, le conviene adelgazar. Pero, antes de hacer cualquier modificación en sus hábitos, pida consejo a su médico.

Alimentarse bien en familia sin complicarse la vida

Si desea mejorar la forma y la salud de todos los miembros de la familia a través de la alimentación, pero al mismo tiempo aprecia compartir la mesa y no desea preparar un plato diferente para cada uno, no se preocupe, pues es bastante fácil compaginar estos objetivos.

Cocine casi siempre con aceite de soja, algunas veces con aceite de oliva y más raramente con margarina, mantequilla o nata líquida. Por lo demás, incluyan o no una entrada, sean sofisticadas o muy sencillas, calientes o frías, las tres grandes familias de alimentos deben estar presentes en todas las comidas:

– Una o varias fuentes de verdura: sopa, ensalada verde, verduras aliñadas en crudo o cocidas con el segundo plato.
– Una fuente de proteínas: en general, pescado, aunque también aves, carne, huevos e incluso queso.
– Una fuente de glúcidos lentos: un alimento feculento y/o pan.

Todos los comensales consumirán estas tres familias de alimentos, pero en cantidades variables según el apetito de cada uno. El hombre sin duda comerá más copiosamente que la mujer, el deportista más que el sedentario y el adolescente más que la abuela. Probablemente, los jóvenes tomarán más alimentos feculentos y los padres quizá más verduras.

En lo que se refiere al queso, el yogur, la fruta y/o el postre, cada uno, según el apetito que tenga, optará por tomar o no al final de la comida.

Placer y sociabilidad: dos elementos irrenunciables

Conocer los efectos de los alimentos sobre la salud no debe oscurecer el placer y la sociabilidad, dos dimensiones esenciales de la alimentación. Empecemos por el placer. Comprar productos de calidad y cocinar de forma sencilla pero sabrosa constituye un arte de vivir que es fuente de placer gustativo y, por lo tanto, de salud. Tomemos el ejemplo de la verdura; sólo nos beneficiaremos de ella si la consumimos a diario, pero sólo la consumiremos con regularidad si es apetitosa.

En lo que se refiere a la sociabilidad, no es casual que muchos acontecimientos transcurran en torno a la mesa: comidas familiares o de negocios, comidas entre enamorados o banquetes de boda... Hablamos más fácilmente, nos comunicamos mejor compartiendo un plato y unos sabores. Comer bien también incluye unas buenas relaciones alrededor de la mesa.

8

Tradicionales o «desfasadas»: las múltiples maneras de adaptar la alimentación sana a la vida cotidiana

Para triunfar y preservar la salud, no hay ninguna necesidad de limitarse a una sola manera de comer. Cualesquiera que sean su estilo de vida y sus gustos, podrá encontrar una solución personal; en materia de alimentación, el equilibrio en la vida cotidiana excluye un «pensamiento único», ya que existen múltiples maneras de alimentarse bien.

¿Hacer tres comidas o «picotear» a lo largo del día?

Aunque la tradición de las tres comidas diarias tiene sus ventajas, cada vez somos más los que picoteamos entre comidas e incluso en sustitución de las comidas. ¿Es siempre perjudicial para la salud?

Hace usted tres comidas al día

Veamos primero las comidas tradicionales. Escogiendo bien los alimentos, le resultará fácil proteger su salud y estar en plena forma, tanto física como intelectual, para triunfar. Pero, a fin de que esas comidas sean también momentos placenteros, no se imponga medidas inútiles y cuide los detalles.

Apreciar el ambiente

Comer bien supone también una mesa bien puesta, cubiertos y platos agradables; esas pequeñas cosas contribuyen a dar más valor a la comida, a estimular el apetito y a incrementar la sociabilidad.

Mientras está sentado a la mesa, es preferible que el televisor esté apagado. Además de que dificulta el diálogo entre los comensales, la televisión, curiosamente, modifica la percepción de los sabores e induce a comer más. Como la mente está absorta en la pequeña pantalla, las papilas de la lengua necesitan más sal, más grasa y más azúcar para que los mensajes de placer gustativo lleguen al cerebro, una alteración que no propicia el equilibrio y favorece el aumento de peso.

Asimismo, es preferible comer despacio y masticar los bocados en lugar de tragar de golpe. Esto permite:

- digerir mejor la comida,
- dar tiempo a que actúen los mecanismos de saciedad (cuando comemos muy deprisa, tendemos a comer demasiado),
- apreciar mejor los sabores de los platos.

Escoger y variar la hora de las comidas

No es necesario comer a horas fijas, ni a mediodía ni por la noche. Adapte la hora de las comidas a su horario, a su apetito, a sus obligaciones y a su gusto, y no al contrario. De este modo resultarán más agradables.

El almuerzo

En función de sus horarios, de su trabajo y de sus obligaciones familiares, puede comer más temprano o más tarde. No vacile en variar la hora cuando le convenga.

También se puede dividir la comida en dos sin que sea perjudicial para la salud; por ejemplo, comer una ensalada variada a las 13 h y una pieza de fruta una hora después. Es práctico en el caso de ciertas profesiones, como los dentistas y los médicos, que sólo disponen de 5-10 minutos, pero de forma repetida, entre las 12 y las 15 h.

La elección del lugar también depende de usted. Las «comidas rápidas» (véase pág. 194) son tan sencillas que podrá comer en la mesa del despacho, el sofá, un jardín público o incluso en la calle, mientras hace unas compras. No se deje atrapar por la imagen de la comida tradicional, sentado a la mesa. Ese tipo de comida ha demostrado lo beneficiosa que es, pero no siempre se adapta a la vida moderna.

La cena

Si algunos días vuelve pronto de trabajar y desea cenar temprano, hágalo y aproveche después la larga velada para leer, ver la televisión o pasear. Cuando, por el contrario, tiene que cenar tarde, después de las 22 h, no tema que la comida le impida dormir, al menos si no es demasiado grasa (véase pág. 22).

Le gusta picotear

Por la razón que sea (estrés, aburrimiento, glotonería, etc.), a veces nos apetece tomar algo entre comidas. Cuando esos picoteos se repiten, corremos el riesgo de desequilibrar nuestra alimentación porque:

– o bien seguimos haciendo comidas abundantes y nos exponemos a engordar,

– o bien comemos poco en las comidas y nos exponemos a sufrir una carencia de elementos protectores para la salud, como las vitaminas.

Sin embargo, existen soluciones sencillas para picotear manteniéndose delgado y sano.

Si la apetencia está relacionada con el estrés o el aburrimiento, una bebida agradable quizá baste para satisfacerla:

– su agua con gas preferida,
– agua aromatizada con menta, limón o naranja (Badoit, Volvic, Perrier, Salvetat),
– un zumo de tomate o un limón exprimido,
– o incluso un café, un té o una infusión.

Sea la bebida que sea, procure también relajarse; tómese tiempo, siéntese cómodamente y saboree esos instantes.

Cuidado con los azúcares rápidos

Paradójicamente, el consumo de una bebida endulzada o de alimentos ricos en glúcidos rápidos (bebidas endulzadas, golosinas, pan blanco, determinados cereales..., véanse págs. 64 y 120) puede provocar otro ataque de hambre. Los azúcares rápidos proporcionan energía al cuerpo por un breve instante, pero, en contrapartida, desencadenan una súbita secreción de insulina seguida de un «desfallecimiento» una hora después. El resultado es un círculo vicioso: tengo hambre, tomo una bebida endulzada, vuelvo a tener hambre, tomo otra bebida endulzada... y acabo por engordar.

Una buena solución consiste en comer pequeñas verduras: tomates cereza, sabrosos y prácticos, rábanos, pepinillos, dados de verdura preparados por usted mismo o comprados (pepino, coliflor, etc.)

Aficiónese a las verduras

Un buen consejo para apreciar ese tipo de verduras: sáquelas del frigorífico al menos dos horas antes de consumirlas a fin de que estén más sabrosas. Para «tener provisiones» cuando vuelva de trabajar, sáquelas por la mañana antes de salir de casa y déjelas bien a la vista en el salón o en la cocina, a fin de picotear cuando regrese.

Si tiene hambre porque se ha saltado una comida, por ejemplo, necesitará comer más. Una primera solución para calmarla sin abusar sería tomar una pieza de fruta y/o un yogur, o incluso un huevo duro o una loncha de jamón con pequeñas verduras.

Soluciones «quitahambre» ligeras, sencillas y saludables

Con un producto lácteo y una pieza de fruta
— Queso blanco y frambuesas o un kiwi
— Un yogur con sabor a fresa y una manzana
— Un yogur natural y unas clementinas
— Un vaso de leche y un plátano
Con verduras
— Tomates cereza y un huevo duro
— Pepinillos y jamón de París
— Rábanos y una pechuga de pollo fría
— Coliflor cruda y queso blanco al cebollino o a las finas hierbas

Cuando le apetezca un alimento más consistente (galletas, chocolate, salchichón, queso), equilíbrelo con un alimento complementario más ligero; por ejemplo, una rebanada de pan con cereales acompañando el queso, unos tomates cereza con el salchichón, una manzana o pan con el chocolate y un yogur con las galletas. Combinando así los alimentos, estos tentempiés, ricos en fibras y/o en proteínas, serán más equilibrados, lo que redundará en beneficio de su salud.

Por la mañana: ¿desayunar como un rey o no desayunar nada?

Elegir bien los alimentos de la mañana es importante, pero imponer un desayuno copioso a todos procede más de un mito o de una moda que de una realidad científica. Esta moda, difundida por las campañas publicitarias de alimentos y bebidas para desayuno, ¿responde realmente a sus necesidades?

Si le gusta desayunar

El desayuno es un momento de relajación, de placer y de estar en familia para empezar el día de buen humor, pero también es posible hacer que sea beneficioso para el cerebro y la salud.

Guía rápida del desayuno «sano»

El cuerpo se beneficiará	Para qué	En qué alimentos encontrarlo
De las bebidas	Rehidratarse después de la noche.	Agua, té, café, leche.
De los glúcidos lentos y las proteínas vegetales	Optimizar el rendimiento intelectual. Alimentar los músculos. Aguantar hasta la hora de comer.	El pan* con cereales o de centeno, el pan de levadura madre, etc. Los copos de avena.*
De las proteínas y el calcio	Construir y reparar las células tras el ayuno de la noche.	Los productos lácteos.
De las vitaminas, los minerales y los polifenoles	Reforzar y proteger el cuerpo.	La fruta fresca.*

* El pan blanco (véase pág. 64), los cereales crujientes (véase pág. 120) y los zumos de frutas son menos beneficiosos.

Una visión rigorista de la dietética considera que un desayuno completo debería asociar una bebida, pan o cereales, leche o un producto lácteo y una pieza de fruta. En realidad, no es indispensable tomar un desayuno tan copioso; escoja entre estos alimentos los que le apetezcan por la mañana. Por ejemplo, un café con leche y tostadas con mantequilla, miel y mermelada; o una ensalada de frutas y yogur con té; o un tazón de copos de avena o de muesli con fresas, etc. Lo importante para su salud es comer a lo largo del día dos piezas de fruta (y si es posible más) y dos productos lácteos, pero da igual que sea en el desayuno, en otra comida o fuera de las comidas.

Si no quiere desayunar

Contrariamente a una idea muy enraizada, no necesitamos comer nada más levantarnos de la cama. Cuando uno se despierta a las 5 de la mañana para ir a trabajar media hora más tarde, es normal que no tenga ni tiempo ni ganas de comer antes de marcharse. Cuando hay que organizar la vida familiar, vestir a los niños y hacerles comer antes de llevarlos al colegio, tampoco es fácil encontrar tiempo para desayunar. Además, algunos prefieren disfrutar de un cuarto de hora suplementario en la cama y salir de casa con el estómago vacío que desayunar sin ganas.

Si no tiene hambre cuando se despierta, no fuerce su naturaleza. Lo importante es comer la cantidad que a uno le apetezca dentro de las tres o cuatro horas que siguen al momento de levantarse, y eso puede ser tanto en casa como durante un desplazamiento o incluso en el lugar de trabajo. Llévese pan con queso o chocolate, o incluso un yogur y un plátano, y cómaselo a media mañana acompañado de un té o un café en la cafetería de la esquina o en la oficina.

¿Un desayuno muy copioso para todos? Poco realista y desaconsejable

Coma la cantidad que le apetezca, pero no se obligue a comer mucho. Es cierto que algunas campañas mediáticas preconizan un desayuno que represente el 25 por ciento de las calorías del día. Tales campañas, procedentes de Estados Unidos, indudablemente son útiles, pues esa actitud llevaría a los norteamericanos a reducir la parte de picoteo en beneficio de las tres comidas diarias y, por lo tanto, a estructurar mejor su ingesta de alimentos a lo largo del día.

En Francia, esta recomendación es a la vez poco realista y excesiva. Poco realista porque comer tanto a una hora temprana de la mañana sólo puede provocar más rechazo hacia el desayuno por parte de aquellos que no tienen la costumbre de tomarlo. Y excesiva porque, si por la mañana comiéramos más cantidad de la que tenemos ganas, nos expondríamos a comer demasiado en el conjunto del día y a alterar los mecanismos de control del apetito y del peso. Un estudio científico realizado por el equipo de nutrición de Lyon en el año 2000 ha confirmado este hecho. Como sucede a menudo en nutrición, el mensaje publicitario extrapola exageradamente una realidad biológica. Es conveniente comer por la mañana la cantidad que a uno le apetezca, desde luego; eso reduce el riesgo de ataque de hambre y de obesidad y favorece el tono muscular. Pero por la mañana no significa forzosamente en el desayuno, sino que puede ser más tarde; y la cantidad que a uno le apetezca no significa más de la cuenta.

A mediodía: ¿restaurante de empresa o bocadillo?

El restaurante de empresa permite compartir la comida con los compañeros de trabajo, pero a veces preferimos ganar tiempo y comer un bocadillo en la oficina o el taller.

Los restaurantes de empresa

Cada vez hay más personas que comen en los restaurantes de empresa. Si usted lo hace con regularidad, cuide los menús.

• Tome prácticamente siempre hortalizas crudas de primer plato, seguidas de carne o pescado con verduras y/o un alimento feculento.

• Evite comer dos platos demasiado grasos; cuando la carne, el pescado, las verduras o los alimentos feculentos lleven mantequilla o salsa, evite la vinagreta en las hortalizas crudas del primero.

• En cuanto a los productos lácteos, la fruta y el pan, tómelos si tiene suficiente hambre; si no, no se sobrecargue y resérvelos para cuando haga un descanso por la tarde.

Bocadillos y comidas rápidas

Una primera solución es comprar un bocadillo o preparárselo usted mismo. Para conciliar rapidez y salud, se aconseja comer pan con cereales o pan de centeno con un acompañamiento (jamón, queso, carne fría, salmón ahumado, atún, huevo duro, etc.) que incluya unas hojas de lechuga o unas rodajas de tomate. Según sus gustos, unte el pan con mantequilla, mayonesa o, mejor aún, con queso blanco.

También se puede encargar una ensalada variada, sencilla y sabrosa, o prepararla uno mismo en casa y llevársela en un envase hermético. Por último, a los amantes de la fruta les gustará hacer de vez en cuando una comida sencilla con un plátano, unos albaricoques o una manzana y yogur, por ejemplo.

Algunas ideas para las comidas rápidas

—Ejemplo 1: dos o tres huevos duros, cuatro tomates sazonados sólo con sal y pan con cereales.
—Ejemplo 2: ensalada de salmón ahumado, escarola, arroz y champiñones al limón.
—Ejemplo 3: caballa al vino blanco con ensalada de lechuga, tomate y pasta, aliñada con una salsa al vinagre balsámico.
—Ejemplo 4: pechuga de pollo con mostaza a la antigua, pan de centeno y ensalada de endibias, tomate y rábanos con salsa Tabasco.
—Ejemplo 5: ensalada de surimi, pepinillos al cebollino, ensalada verde y maíz.
—Ejemplo 6: jamón serrano o cocido, pan de centeno y una mezcla de verduras sazonadas sólo con sal (pepino, tomate, unas ramitas de coliflor, rábanos, champiñones).
—Ejemplo 7: ensalada variada con atún al natural, patata, pepino, tomate y ensalada verde, aliñada con vinagreta a la albahaca.

Por la tarde: ¿merienda o aperitivo?

Cuando no se tiene hambre por la tarde, es preferible no comer nada. Si ocurre lo contrario, la merienda será a la vez agradable y beneficiosa, sobre todo cuando su composición es razonable. Pero a lo mejor usted prefiere esperar el momento del aperitivo.

¿Le apetece merendar?

La presencia de una fruta o un yogur en la merienda será un «plus» para su salud. Con todo, no olvide redescubrir a sus clásicos: pan con chocolate, galletas, tostadas con mantequilla y mermelada o miel, té o un café ligero. Las galletas de chocolate, *light* o no, y sobre todo la bollería (cruasanes, etc.) son más grasas, pero ¿por qué no concederse ese placer de vez en cuando si le apetecen?

¿Le apetece un aperitivo?

Si le gusta ese momento de sociabilidad, no dude en satisfacer sus ritos. Escoja con preferencia una bebida no endulzada, como zumo de tomate o agua con gas, o incluso una bebida con poco alcohol (véase pág. 105): una copa de champán para los días especiales, una copa de vino o un whisky.

En cuanto a los refrescos endulzados, la cerveza, los vinos tipo Oporto y los cócteles que incluyen bebidas endulzadas y alcohólicas, limite su consumo a una o dos veces por semana, pues aumentan mucho la insulina en la sangre, lo que no es aconsejable, sobre todo en caso de exceso de peso o diabetes (véanse págs. 149 y 181).

Si tiene un poco de hambre, lo ideal es comer pequeñas verduras frescas: tomates cereza, rábanos, ramitas de coliflor, rodajas de pepino, etc.

Para apreciar mejor su textura crujiente, acompáñelas con queso blanco aromatizado con limón, especias o hierbas frescas (menta, cebollino y limón, menta y albahaca, etc.) Opte asimismo por los trozos de verduras maceradas con pimienta o en vinagre (tipo «pickles» inglés) o incluso por los pepinillos.

Si le sobra un poco de peso, consuma con más moderación las tapas grasas y saladas como:

– *Las aceitunas* negras y verdes.
– *Los frutos secos*: cacahuetes, avellanas, pistachos, etc.

- *Las galletas saladas y las patatas chips.*
- *Las minisalchichas y los apericubos de queso.*
- *El tarama*[1] y los preparados a base de aguacate.

Aunque algunas son ricas en grasas «buenas» para el corazón (como las aceitunas, los frutos secos y los aguacates), todas son demasiado saladas. Y como «la sal llama a la sal», cuando se come una resulta difícil no coger otra, y otra más, etc. Además, se toman en un momento muy «social», el aperitivo, lo que conduce a comer de manera «automática», sin hambre. Por esas razones, consumirlas demasiado a menudo favorece el aumento de peso y la hipertensión arterial.

Por la noche: ¿comida tradicional o plato único?

¿El equilibrio alimentario exige siempre una comida tradicional? Y a la inversa, ¿el plato único conduce inexorablemente a un desequilibrio?

¡Viva la comida tradicional!

Un primer plato, un segundo, queso o yogur y después un postre; las comidas tradicionales parecen las más apropiadas para responder al conjunto de las necesidades del organismo. Es cierto, pero hace falta cuidar su composición si se desea que sean beneficiosas para la salud. Por lo demás, en ocasiones las comidas tradicionales son demasiado ricas para tomarlas a diario a mediodía y por la noche; cuando se lleva una vida muy sedentaria, las necesidades energéticas disminuyen y nos exponemos a engordar haciendo dos comidas tradicionales al día; es aconsejable comer la cantidad que a uno le apetezca, pero no

1. Aperitivo preparado con huevas de bacalao ahumadas, picadas y mezcladas con nata líquida y a veces también con aceite. *(N. de la T.)*

más. Cuando no se tiene mucha hambre, es preferible el plato único.

Qué significa «comer la cantidad que a uno le apetezca»

No significa «atiborrarse», sino más bien dejarse guiar por las sensaciones de hambre y saciedad. Así es como tendrá más posibilidades de sentirse bien con su cuerpo. Escuche sus sensaciones, confíe en ellas. Si algunos días tiene mucho apetito, coma más; si otros tiene poca hambre, coma menos. Su cuerpo controla la situación.

¡Viva el plato único!

Cuando no tenemos tiempo o apetito, o simplemente nos gusta comer de esta forma, preferiremos limitar la comida a un plato único, seguido o no de un yogur o fruta.

Para que el plato único sea óptimo, es aconsejable centrarlo en torno a un alimento feculento (o pan), fuente de energía, y verduras, ricas en elementos protectores. El plato también debe incluir una fuente de proteínas (carne, pescado o incluso huevos o queso rallado) y aceite de soja o de oliva (con menos frecuencia, nata líquida o mantequilla).

¿Plato caliente o frío? ¿Tradicional u original? ¿Plato en salsa o gran ensalada variada? Eso depende de cada uno. También se puede preparar un plato único partiendo de una entrada (véase pág. 202). Sazónelo con todas las especias y hierbas aromáticas que desee.

La fórmula «plato único»

Dentro de cada una de las cuatro familias de alimentos (alimentos feculentos; verdura; carne, ave o pescado; aceite, mantequilla o nata líquida), elegiremos no sólo en función de la receta y los gustos personales, sino también de determinados aspectos «saludables»:
— la verdura: indispensable,
— el pan o los alimentos feculentos: las legumbres y «lo mejor» de la pasta, del arroz y de las patatas; más raramente, patatas fritas o en puré,
— las carnes, las aves y el pescado: pescado al menos dos veces por semana (y si es posible cuatro); los demás días, ave o carne, o incluso huevos o queso,
— las materias grasas: sobre todo aceite de soja, pero también de oliva; más raramente, los demás aceites, nata líquida o mantequilla.

Primer plato: ¿hortalizas crudas o salchichón?

Las verduras, en sopa o como hortalizas crudas, constituyen el primer plato más sano. Pero, alguna vez, se puede degustar una tartaleta, salmón ahumado, foie-gras o... salchichón.

Hortalizas crudas o sopa de verduras

Las hortalizas crudas se consumen:

- sólo con sal (tomates y rábanos),
- en ensalada, con aceite, vinagre, limón, salsa de soja, hierbas aromáticas, mostaza, etc., según la receta de la

Si le gusta comer copiosamente por la noche... continúe haciéndolo

Dado que nos movemos más durante el día que por la noche, tal vez piense que es mejor comer copiosamente por la mañana y a mediodía, pero muy ligero por la noche. Este razonamiento no tiene en cuenta un hecho importante: el ayuno (o sea, el tiempo pasado sin comer) es más prolongado entre la cena y el desayuno del día siguiente que entre la comida y la cena de un mismo día. Y por la noche, aunque no nos movamos, el organismo quema calorías para garantizar las funciones esenciales del cuerpo; el corazón late, los pulmones respiran, la sangre circula, el hígado funciona, el cerebro sueña. En definitiva, quemamos más calorías entre el final de la cena y el inicio del desayuno que entre la comida y la cena. Así pues, el organismo digiere igual de bien la comida de la noche que la del mediodía.

En la actualidad, generalmente dedicamos poco tiempo a la comida, debido a nuestras actividades profesionales, mientras que concedemos más importancia a la cena, ya sea en familia, ya sea en pareja; la cena es un momento distendido, placentero, para compartir con los allegados. Además, por lo general cenar bien mejora la calidad del sueño (véase pág. 22). Por último, a partir de los sesenta años los músculos se conservan mejor cuando se comen alimentos feculentos por la noche (véase pág. 171).

Por todas estas razones, le aconsejo no comer sistemáticamente más por la noche que a mediodía, sino conceder preferencia a una u otra comida según sus apetencias y el tipo de vida que lleve.

vinagreta. También se puede añadir queso (parmesano o feta), jamón, salmón ahumado, aguacate, foie-gras o mollejas. No obstante, es conveniente que las verduras (lechuga, tomate, champiñones, etc.) continúen siendo la base de la ensalada.

Si le gustan los aguacates...

Si es así, no se prive. El aguacate puede añadir un toque muy sabroso a las comidas, como ingrediente de una salsa para acompañar verduras crudas (mezclando un aguacate con medio yogur y zumo de limón), guacamole, ensaladas... El aguacate, de textura muy melosa, es rico en lípidos y, por lo tanto, en calorías; si tiene problemas de peso, piense que medio aguacate es igual de calórico que una cucharada sopera de aceite.

Otra forma de comer verduras de primero es tomar una sopa. Todas las sopas de verduras son ricas en minerales y vitaminas, pero las sopas sin triturar, con trozos, calman más el apetito. Si tiene tendencia a engordar, eso le ayudará.

En verano, no olvide las sopas frías, como la de pepino, el gazpacho, etc.

Las sopas caseras suelen ser más sabrosas, pero las comerciales también son ricas en vitaminas y minerales. Las sopas de sobre o en tetrabrik tienen el inconveniente de estar, en general, demasiado saladas, más que las congeladas.

Salmón, tartaletas o salchichón

Aunque nos gusten mucho la ensalada, las hortalizas crudas y la sopa, a veces apetece variar. Algunas entradas son ricas en proteínas, como la carne fría, los embutidos, los huevos duros, el salmón ahumado, las ostras, el atún o las sardinas en lata. Otras son ricas en grasas: las tartaletas, las empanadas, los buñuelos, el foie-gras y la mayoría de los embutidos, los quesos como la mozzarella, etc. Pero, incluso consumiendo estos alimentos con frecuencia, es posible ponerlos al servicio de la salud.

Tartaletas, empanadas, salmón, embutidos, etc.: cómo ponerlos al servicio de la salud

— Acompáñelos de unas hojas de ensalada verde, rodajas de tomate u otra verdura; los tomates con mozzarella son un gran clásico, pero no olvide el paté con unas hojas de lechuga o la *quiche lorraine* con escarola. En un estilo más sofisticado, tiene el foie-gras con yemas de espárrago verde. Otra modalidad consiste en incorporar verduras a la preparación; las tartaletas de puerros o de champiñones y la tarta de cebolla constituyen dos buenos ejemplos.

— Inclínese a menudo por el pescado: salmón ahumado, atún o sardinas en lata, caballa al vino blanco, *roll mops*, arenques del Báltico, etc. Estos pescados, ricos en grasas omega 3 (véase pág. 50), ocupan un lugar preferente en una alimentación sana.

— No los consuma a diario; resérvelos para dos o tres comidas por semana.

— Complete la comida con alimentos bastante ligeros: ave o pescado y verduras, postre a base de fruta.

— Si no tiene mucha hambre, una entrada como ésta será suficiente como parte esencial de la comida. Para un mayor equilibrio, cómala con pan de centeno o pan con cereales, complétela con una buena ensalada y termine la comida con un yogur y/o una pieza de fruta.

Pescado no graso	**Pescado naturalmente graso (consumir con preferencia)**	**Pescado graso (si se tienen problemas de peso, comer sólo de vez en cuando)**
Lubina	Anguila	
Rape	Anchoa fresca	Anchoa al natural (conserva)
Lucio	Anchoa en aceite (conserva)	
Bacalao fresco	Pez espada	
Acedía	Fletán	
Carbonero	Arenque fresco o ahumado	
Dorada	*Roll mops* en vinagre	*Roll mops* a la crema
Eperlano	Caballa fresca o ahumada	
Bacalao ahumado	Caballa al vino blanco (conserva)	
Abadejo	Salmonete	
Gallo	Alitán	
Pejesapo	Sardinas frescas	Sardinas en aceite
Pescadilla	Salmón fresco o ahumado	
	Atún fresco	
Merluza	Atún al natural (conserva)	Atún en aceite (conserva)
Bacalao salado	Trucha	
	Rodaballo	
Perca	Caviar, huevas de lumpo, huevas de pescado	
Raya		
Lenguado		
Surimi		
Escórpora		Pescado rebozado, pescado frito
		Croquetas de pescado

Segundo plato: ¿pescado blanco o carne en salsa?

Comer pescado es importante para la salud, pero no significa ni limitarse al pescado blanco ni no comer nunca carne en salsa.

Si es amante del pescado blanco

Casi todos los pescados blancos, revestidos de todas las virtudes dietéticas —delgadez y salud—, son magros o poco grasos. En realidad, no son los más saludables, ya que los pescados más grasos son ricos en omega 3 y estas grasas tienen la particularidad de fortalecer el organismo. Así pues, aproveche también el pescado naturalmente graso (véase tabla pág. 203).

No olvide el pescado en conserva (atún, caballa al vino

	Marisco no graso (consumir con preferencia)	**Marisco naturalmente graso (consumir con preferencia)**	**Marisco graso (comer sólo de vez en cuando si tiene problemas de peso)**
Conchas	Bígaros, vieiras, ostras, mejillones, almejas, caracoles.		
Crustáceos	Cangrejo (en conserva), gambas, cangrejos de río, bogavante, langosta, langostinos.	Cangrejo o masera.	Gambas rebozadas.
Moluscos	Calamares, caracoles, pulpo, seiche.		Calamares fritos, caracoles cocinados.

blanco, sardinas en aceite) o en otra forma de fácil utilización (pescado congelado, salmón ahumado, *roll mops*, arenque, etc.); le irán bien si no tiene tiempo para cocinar y también son ricos en omega 3. Si le preocupa la línea, evite comer demasiados productos con nata líquida, en aceite o fritos.

Al igual que el pescado, los mariscos son ricos en proteínas de buena calidad y algunos en omega 3. Si le gustan, no dude en comerlos.

Si es amante de la carne en salsa

Generalmente, las carnes en salsa son platos pesados y ricos en grasas saturadas (véase pág. 50). Sin embargo, puede disfrutar de ellos tranquilamente.

• Combine este plato con verduras o patatas hervidas, no fritas; empiece la comida con hortalizas crudas, no con embutido; termine con una ensalada de frutas o un sorbete, no con un pastel de chocolate o de nata.

• En la comida siguiente, seguramente no tendrá mucha hambre, así que aproveche para comer algo ligero.

• Por último, el resto de la semana dé preferencia al pescado, así como a las aves y las carnes poco grasas.

Guarnición: ¿judías verdes o patatas gratinadas?

Es muy frecuente considerar las verduras, como las judías verdes o los tomates, lo opuesto a los alimentos feculentos, como la pasta o las patatas gratinadas. Se piensa que las primeras son fuente de salud (lo que es cierto) y los segundos causa de aumento de peso (lo que es falso, al menos cuando se comen con moderación). En realidad, las verduras y los alimentos feculentos son complementarios, tanto si los consume alternándolos como en una misma comida.

	Partes poco grasas	Partes más grasas
Despojos	Corazón, hígado, riñones.	Lengua de buey, sesos.
Cordero		Costillas, pierna, paletilla.
Buey	Bistec, solomillo bajo, rosbif, hamburguesa con un 5% de materia grasa.	Entrecot, *bourguignon*, estofado, hamburguesa con un 15 o 20% de materia grasa.
Embutido	Jamón cocido (sin grasa), beicon.	El resto del embutido (morcillas, paté, salchichón, jamón serrano, etc.)
Caballo	Todas.	
Caza	Corzo, jabalí.	
Conejo	Todas.	
Cerdo	Lomo.	Chuletas, pierna, solomillo, cuello.
Ternera	Costilla, escalope, solomillo asado.	Asado.
Aves	Pavo, pollo, pintada.	Pato, faisán, oca, pichón, gallina.

Judías verdes y otras verduras

Las verduras tienen un triple interés:

- aportar la más amplia variedad de elementos protectores: fibra, vitaminas, oligoelementos, polifenoles, potasio, etc.,

Las verduras: una gran familia	
Raíces	Zanahoria, nabo, apio nabo, rábano, salsifí, aguaturma, remolacha, cebolla, puerro.
Frutos	Tomate, pimiento, berenjena, pepino, calabaza, calabacín.
Tallos	Cardo, apio, hinojo.
Hojas	Endibias, canónigos, lechuga, achicoria, *batavia*,[1] escarola, hoja de roble, *lollo rosso*, espinacas, acederas, berros, acelgas.
Coles	Coliflor, bróculi, col lombarda, col blanca, col verde, col rizada, coles de Bruselas.
Brotes	Espárragos.
Vainas	Judías verdes, guisantes.
Corazones de planta	Alcachofa, corazón de palmito.
Setas	Champiñones, níscalos, colmenillas, rebozuelos, etc.

– ayudar a mantener o a recuperar la línea,
– permitir variar las recetas y los sabores de los menús.

Pero sería una lástima limitarse a las judías verdes o las espinacas; la amplia variedad de verduras permite a cada uno encontrar las que son más de su gusto.

¿Verduras frescas, congeladas o en conserva? Las tres formas tienen efectos similares sobre la salud (como hemos visto) y la línea. Por lo general, las verduras frescas son más sabrosas, pero a veces no se tiene tiempo de ir a comprarlas y cocinarlas, y las verduras en conserva o congeladas son prácticas y baratas.

1. Lechuga de hojas largas, ligeramente onduladas y crujientes. *(N. de la T.)*

Verduras: manual de instrucciones

No tema:

— servirse raciones abundantes y comer tanta como desee (en la medida de lo posible, al menos entre 100 y 150 g por comida, es decir, entre 4 y 6 cucharadas soperas bien colmadas),

— escoger varias verduras para una misma comida,

— servirse un segundo plato.

¿Patatas gratinadas o judías verdes? Patatas gratinadas y judías verdes

Por costumbre, tenemos tendencia a separar las verduras de los alimentos feculentos; una cosa en la comida y la otra en la cena. Sin embargo, para la salud es aconsejable consumir verduras en las dos comidas, haya o no en el menú un alimento feculento, aunque eso no significa, sino todo lo contrario, que no pueda degustar también unas patatas gratinadas, pasta u otro alimento feculento.

Alimentos feculentos y verduras: los aliados de la salud

Esta combinación es óptima; las fibras, las vitaminas y los minerales de las verduras son complementarios de las proteínas vegetales y los glúcidos de los alimentos feculentos, lo que redunda en beneficio de la salud.

Además, si las verduras ocupan un espacio mayor que el de los alimentos feculentos, este plato será un aliado para conservar la línea.

La combinación alimentos feculentos / verdura en el mismo plato presenta tres ventajas:

- un efecto de saciedad prolongado; le calmará el apetito durante más tiempo;
- una ralentización de la digestión de los glúcidos de los alimentos feculentos gracias a las fibras de las verduras; su organismo dispondrá así de glúcidos «superlentos», una propiedad interesante para optimizar las funciones intelectuales, así como para prevenir el cáncer y el aumento de peso;
- más placer; la melosidad o el aspecto crujiente de la verdura (según la variedad escogida y el modo de cocción) armoniza con el sabor de la pasta, el arroz u otro alimento feculento. Piense, por ejemplo, en el sabor de un plato de espaguetis acompañado de un pisto o de tomates a la provenzal, de un plato de arroz con berenjenas o pimientos a la plancha, o incluso patatas fritas o cocidas con piel acompañadas de una ensalada verde.

Productos lácteos: ¿yogur natural o queso?

El yogur no carece de utilidad para la salud, pero ¿hay realmente necesidad de tomarlo natural? El queso es graso, pero ¿tenemos que prescindir por eso de él?

Sólo come yogur natural

El yogur y el queso blanco, ricos en calcio y en proteínas, aportan un toque de «postre» muy agradable al final de la comida. Si es usted diabético, tiene exceso de peso o el colesterol elevado, escoja un yogur o un queso blanco sin azúcar y poco graso (véase pág. 212). Pero ¿sabe que los yogures naturales corrien-

Un clásico: la pasta con tomate

Para mostrarle cómo adaptar sus preparaciones a sus gustos y al tiempo de que dispone, tomemos el ejemplo del tomate como acompañamiento de un plato de pasta.
Primera solución, sin duda la más sabrosa pero también la más larga de preparar: tomates a la provenzal.
Segunda solución, mucho más rápida: acompañe la pasta con tomates en conserva al natural, enteros o triturados; bastan 30 segundos para abrir la lata y verter el contenido en una cazuela para cocerlo a fuego lento o en el horno microondas. Con hierbas provenzales, hojas de albahaca o cebolla, todavía estará mejor y será más saludable.
Tercera solución, también rápida: tomates frescos con pasta en ensalada.

En cambio, el concentrado de tomate en la pasta no es aconsejable, pues la cantidad de verdura sería insuficiente y su consistencia triturada lo haría menos útil para ralentizar la digestión de los glúcidos del alimento feculento. Si le gusta, añada concentrado de tomate a la pasta además de los tomates (o de otra verdura) y no en sustitución de éstos.

tes, los más baratos, son naturalmente poco grasos y, en definitiva, más equilibrados que los yogures con 0 por ciento de materia grasa? Estos últimos sólo son realmente útiles en caso de exceso de peso o de colesterol alto.

Si no tiene ni problemas de peso, ni diabetes, ni el colesterol alto, tome los productos lácteos con frutas o aromatizados que le apetezcan (véase cuadro pág. 214). Si escoge un yogur natural o queso blanco, degústelo con o sin azúcar, como prefiera, o incluso, para darle más sabor, con miel (la miel de acacia, de castaño y de abeto son especialmente adecuadas para esta mezcla) o mermelada (arándanos, fresa, albaricoque, etc.) Otra solución especialmente saludable y grata al paladar: mezclar el yogur con fruta cortada a trozos, frutos secos y/o 3-4 nueces o avellanas.

Yogures y productos lácteos ligeros que deben consumirse con preferencia en caso de exceso de peso, diabetes o colesterol elevado

—Yogur natural corriente, el «básico» y el más barato; su composición nutricional es excelente: Danone natural, Yoplait natural, yogur natural Mennel, Monoprix, U, etc.
—Yogur con un 0% de materia grasa, natural o con fruta.
• Taillefine natural 0%, Yoplait natural Oligo 0%, Sveltesse natural 0%, B.A. natural 0%, Finesse 0% (Monoprix la Forme), etc.;
• Taillefine con fruta (ciruela, pera, melocotón, cerezas, frambuesas, etc.), Sveltesse (frutas del sol, pulpa de fruta, Vita-Mine 0%, frutas del mercado 0%, sabor vainilla 0%, frutas y fibras 0%), Panier de Yoplait 0% (frutas amarillas y frutas rojas), B.A. *brassé*[1] con fruta 0%, B.A. *brassé* sabor vainilla 0%, *brassés* con fruta 0% (Auchan), etc.
—Queso blanco con un 0% o 20% de materia grasa.
—Queso blanco aromatizado con un 0% de materia grasa: queso blanco con fruta Calin 0% (Yoplait), Sveltesse Velours 0% natural o sabor vainilla (Nestlé), etc.
—Leche fermentada: Yorik (Yoplait), *lait ribot* (Bridel), leche fermentada (Chergui).

1. Fermentado en cubas antes de envasar. *(N. de la T.)*

Yogures y quesos blancos más calóricos

que hay que consumir con menos frecuencia en caso de exceso de peso, diabetes o colesterol elevado

—Yogures de leche entera, entre tres y cinco veces más ricos en materia grasa que los yogures naturales corrientes: La Lechera de Nestlé, La Crema de Yogur de Danone, mousse de yogur de Danone, yogures de leche de oveja Ladhuie, yogures de leche entera biológica Vrai, yogures de leche entera Monoprix, Élea, etc.

—Yogures con bifidus: BIO de Danone, B.A. (excepto los que tienen un 0% de MG), Double Douceur de Yoplait, etc.

—Leches fermentadas con un 6 o 10% de MG, en realidad dos o tres veces más ricas en grasas que los quesos blancos con un 20% de MG: Fjord de Danone, Gervita de Danone, etc.

—Quesos blancos, Petit Suisse y quesos con un 40% de MG.

—Yogures «griegos», cinco veces más ricos en materia grasa que los yogures naturales corrientes.

—Yogures de tipo búlgaro, aproximadamente el doble de grasos que los yogures corrientes: Velouté de Danone, Kremly de Nestlé, los *brassés* naturales Élea, yogures *brassés* biológicos Vrai, yogures *brassés* Monoprix, etc.

—Yogures con un 0% de Weight Watchers, ricos en azúcar.

—«Cottage Cheese» (en las tiendas de productos ingleses), tres veces más grasos que los yogures corrientes.

—Yogures con fruta enteros, casi todos muy endulzados: B.A. frutos del sol o frutos de la huerta, Danone y Fruits,

Yogur Gourmand (Mamie Nova), Yogur Savoie, Yogur sur Fruits (Yoplait), Panier de Yoplait, Velouté pulpa de frutas (Nestlé), Mousse de yogur y de frutas (Danone), Frutos (Yoplait), Yogures con frutas biológicas (Vrai), Queso blanco de molde y culís de frambuesas o de moras (Senoble), Yogures aromatizados de leche entera (Monoprix), etc.

Le gusta mucho el queso

Si es usted un amante del queso, disfrute de esa joya de la gastronomía. Un trozo mediano, es decir, del tamaño de un octavo de camembert o la mitad de un Chavignol, corresponde a unos 30 g. Los quesos *light* suelen ser poco sabrosos; escoja el queso que le guste entre los clásicos, pero, si tiene exceso de peso o el colesterol alto, evite aquellos cuyo porcentaje de materias grasas supere el 50 por ciento.

Entre los quesos que le gusten, escoja los más ricos en calcio; existen muchas variedades, siendo los de pasta dura (emmental, beaufort, comté, etc.) de 10 a 20 veces más ricos en calcio que los presentados (erróneamente) para niños, como el Kiri o el Petit Louis (véase tabla siguiente). Y para que sea todavía más sano, ¿por qué no tomarlo sobre un lecho de ensalada verde, rica en vitamina B_9?

Si es usted un gran amante del queso y le resulta difícil tomar un trozo pequeño, agradecerá sustituir de vez en cuando la carne del segundo plato por queso rallado: pasta con parmesano, gratinado de arroz y calabacines con emmental, ensalada griega con feta, ensalada de tomates con mozzarella, etc. Otra opción es comer ensalada y queso.

PARA UNA PORCIÓN DE 30 G DE QUESO	APORTE DE CALORÍAS En Kcal	APORTE DE CALCIO En mg
Parmesano	114	383
Emmental	113	356
Beaufort	120	312
Comté	120	294
Cantal	110	291
Édam	98	267
Gouda	104	256
Saint-paulin	89	234
Morbier	104	228
Azul	103	217
Bonbel/Babybel	94	198
Pirineos	107	191
Reblochon	93	188
Roquefort	111	180
Saint-nectaire	102	177
Raclette	107	165
Rouy	100	150
Queso fundido con un 45% de MG	88	148
Chaume	104	147
Pont-l'évêque	90	141
Munster	100	129
Tome	96	121
Camembert con un 45% de MG	85	120
Brie	99	85
Cabra curado	140	67

Queso fundido con un 65% de MG	106	73
Coulommiers	92	73
Vache qui rit	103	72
Saint-marcellin	98	52
Petit Louis	90	33
Cabra de pasta blanda	62	32
Cabra semicurado	98	32
Saint-Moret	70	30
Boursault	113	28
Kiri	100	27
Gervais fresco	68	24

De postre: ¿manzana o pastel de chocolate?

Algunos no pueden prescindir de él, otros se lo toman con más calma. En cualquier caso, un toque dulce al final de la comida es muy agradable y no hay ninguna razón para privarse de él.

Una manzana... u otra fruta

La fruta constituye un postre excelente. Escoja la que más le guste, teniendo en cuenta que una porción media para un adulto corresponde a:

- una manzana, una pera, una naranja, un melocotón o una nectarina,
- uno o dos kiwis o una o dos mandarinas,
- un tazón de fresas, frambuesas o grosellas,
- tres o cuatro albaricoques o tres o cuatro ciruelas,
- un plátano,
- un puñado de cerezas o de ciruelas mirabel,

Comida para los verdaderos amantes del queso	
Queso: 3-4 porciones de 30 g (es decir, del tamaño de un octavo de camembert o de la mitad de un Chavignol).	Varias porciones del mismo queso o de quesos diferentes, a su gusto. Escoja quesos tradicionales con un 45 o 50% de materia grasa.
Pan completo, pan de centeno, pan con cereales, etc.	
Una gran ensalada aliñada con una vinagreta de aceite de soja, de nuez o de oliva.	Por ejemplo: —ensalada de canónigos con champiñones y cebollino, —ensalada de canónigos y remolacha hervida, —ensalada de judías verdes con aceite de avellana, —ensalada *mesclun*[1] con tomate y judías verdes, —ensalada *batavia* con manzana y vinagreta de limón, —ensalada de endibias con manzana y aceite de nuez, —ensalada de lechuga con zanahoria rallada y manzana.
Una o dos copas de vino (si le apetece).	
Una pieza de fruta, una ensalada de frutas o dos bolas de sorbete (si le apetece).	

– una tajada grande de melón o de sandía,
– un pomelo (o medio) o medio mango,
– dos rodajas (o un cuarto) de piña,
– cuatro o cinco lichis o un caqui,
– un buen racimo de uva.

1. Mezcla de hojas de distintas ensaladas. *(N. de la T.)*

Para que resulte más agradable y saludable, no dude en combinar, por ejemplo, fresas y plátano, manzana y kiwi, etc. Comer fruta fresca es la manera más sencilla y natural de consumirla, pero no dude en endulzarla de vez en cuando (fresas con azúcar, plátano triturado, ensalada de frutas, etc.) Si le gusta la fruta cocida, no se limite a las compotas; pruebe también la fruta al horno (por ejemplo, manzana al horno con azúcar de caña y un poco de canela) o hervida (peras, manzanas, ciruelas, piña, cerezas, albaricoques, etc.)

Por qué puede comer fruta de postre

Contrariamente a lo que se dice, la fruta constituye un excelente postre. Se puede consumir perfectamente al final de la comida sin padecer los efectos de la fermentación ni una mala digestión.
Además, la idea de que la fruta tomada fuera de las comidas no engorda, mientras que después de comer sí, es totalmente absurda.

El yogur y el queso blanco combinan muy bien con la fruta troceada (manzana, plátano, pera, albaricoque, etc.) o con frutas rojas (fresas, frambuesas, grosellas, moras, arándanos, etc.) La fructosa, el azúcar natural de la fruta, suaviza el sabor un tanto ácido del producto lácteo, pero además puede añadir a la mezcla mermelada, miel o... azúcar. De este modo, preparará unos postres deliciosos, llenos de color y saludables. Otra opción, más rica en azúcar y menos en calcio, es combinar una bola de helado o de sorbete con una ensalada de frutas.

Frutas y productos lácteos para postre

Algunos ejemplos

— Fresas maceradas con hojas de menta, un yogur natural y una pizca de jalea de grosella.
— Una manzana al horno y frambuesas acompañadas de queso blanco con canela y azúcar moreno.
— Una pera hervida con especias y queso blanco aromatizado con vainilla.
— Ensalada de cítricos a la menta y queso blanco.
— Ensalada de frambuesas y kiwi con un vaso de leche aromatizada con vainilla.
— Tres albaricoques y un vaso de leche fermentada con azúcar.
— Una manzana a cuartos y un yogur de frutas del bosque.
— Un plátano hervido a la naranja y queso blanco.
— Frutas de invierno con canela «en papillote», un yogur natural y miel de abeto.
— Una pera al horno y un vaso de leche caliente con canela.
— Un pomelo a cuartos, queso blanco y azahar.
— Una pera con zumo de limón y leche aromatizada con té.
— Uva blanca y negra y un yogur natural.
— Un melocotón hervido con canela, queso blanco y miel de acacia.
— Ensalada de frutas de verano (fresas, frambuesas, grosellas, arándanos) y leche fresca aromatizada con menta.
—Bavarois de vainilla y cerezas.

Pastel de chocolate o... tarta de fresas
Comer fruta no significa comer sólo fruta. Si le gustan los dulces, tómelos dos o tres veces por semana. Escoja preferentemente tartas y demás postres a base de fruta, pero si sus gustos lo inclinan hacia otras golosinas, como los pasteles de chocolate o los helados, disfrute de ellos... sin olvidar la fruta en las otras comidas.

Fuera de casa: ¿restaurante o *fast food*?

Si sólo come de vez en cuando en restaurantes, sáltese el próximo apartado y escoja lo que más le gusta de lo que ofrece la carta. Pero si los restaurantes forman parte de su vida cotidiana, procure conciliar salud y placeres gastronómicos.

Restaurantes
Si comer en restaurantes forma parte de su vida cotidiana, pero desea hacer comidas ligeras, tome un solo plato. Si opta por pedir primer plato, segundo y postre, y quiere que estas comidas sean saludables, siga total o parcialmente los siguientes consejos.

PRIMER PLATO
Escoja un primer plato ligero pero sabroso:

- marisco o salmón ahumado mejor que hojaldre de langostinos,
- ensalada de virutas de foie-gras o de mollejas mejor que rodajas de foie-gras con tostadas,
- ensalada de marisco mejor que tartaleta de salmón,
- melón con jamón mejor que embutido variado.

SEGUNDO PLATO

Tome carne o pescado con verdura y, según el hambre que tenga, un alimento feculento o pan. Con mucha menos frecuencia, tome patatas y otros alimentos fritos, así como salsas pesadas. Y no se sienta obligado a terminarse el plato.

POSTRE

• Tres soluciones óptimas:

– ensalada de frutas, con o sin bola de helado,
– queso blanco con culís de frutas o un buen queso sobre un lecho de ensalada verde,
– o... pasar directamente al café.

• Para los postres más dulces, escoja:

– sorbete de chocolate amargo con crema ligera mejor que mousse de chocolate,
– bavarois con culís de frutas, sorbete o ensalada de frutas con kirsch mejor que natillas o copa de helado con nata,
– queso blanco mejor que nata líquida para acompañar la tarta de fresas, la tarta Tatin, etc.

Fast food y restauración rápida

Las comidas que ofrecen en los *fast food* son generalmente grasas y ricas en azúcares rápidos; piense que una comida compuesta por una hamburguesa, una ración de 100 g de patatas fritas y una porción de tarta de manzana ya aporta a una mujer dos tercios del máximo de grasas que debería consumir en un día. Además, esas comidas son pobres en vitaminas, minerales y fibra. No obstante, eligiendo bien es posible conciliar comida rápida y salud:

- escoja la hamburguesa básica (la más sencilla y barata); las Cheese Burger, Double Burger y otras Royal y Big Burger son más grasas, así que tómelas sólo de vez en cuando,
- tome una ensalada en lugar de patatas fritas; cuando tenga muchas ganas de patatas fritas, tome una ración pequeña y no olvide la ensalada,
- sustituya la coca-cola por un vaso de agua o de coca *light*,
- sustituya el postre (casi siempre muy calórico) por un café. Si hay, tome una ensalada de frutas.

También puede encontrar restauración rápida adaptada a las costumbres del país. En tal caso:

• tome un bocadillo de pan integral o pan de centeno en lugar de pan blanco,

• sustituya, si es posible, la mayonesa o la mantequilla por una salsa de queso blanco y hierbas aromáticas,

• escoja un bocadillo que combine verduras crudas (tomate, lechuga, pepinillos, etc.) con atún, huevo duro, etc.; otra solución es tomar un pastelillo de verduras además del bocadillo.

Si se ve obligado a comer en una cafetería, la ensalada variada es una excelente elección. Cuando tenga ganas de cambiar, inclínese por un sándwich, una porción de pizza de jamón y queso o un perrito caliente, rico en proteínas y no excesivamente graso; acompáñelo, si es posible, de una ensalada verde o de tomate, o de una pequeña macedonia de verduras. Las empanadas de carne o de queso, las tartaletas, las tartas de verduras y la bollería son claramente más grasas y, por lo tanto, hay que desaconsejarlas en caso de exceso de peso o de colesterol alto.

Su economía: ¿rico o «sin blanca»?

Se suele creer que llevar una dieta equilibrada es caro. En realidad, del mismo modo que hay alimentos para todos los gustos, hay para todos los bolsillos.

Es rico

Algunas personas que disfrutan de una posición acomodada, tanto si han ganado su fortuna con el sudor de su frente, como en la lotería o gracias a una herencia, consideran que el lujo y la calidad son una cuestión de precio. Estas personas no tendrán ningún problema; aunque no es la única manera de hacerlo, es posible gastar mucho dinero cuando se ha decidido comer muy bien.

Para lograrlo, basta comprar los productos más caros entre los que son buenos para la salud:

- lenguado o vieiras, nunca caballa o carbonero;
- aceite de oliva virgen extra de Creta o aceite de soja biológico, nunca aceites «corrientes», sean de oliva o de soja;
- caviar y salmón ahumado, nunca sardinas en aceite ni atún en lata;
- yogur con bifidus o Actimel, nunca yogur clásico;
- margarina Pro-Activ, nunca margarina corriente ni mantequilla;
- fresas en invierno y manzanas Grany en verano;
- distintas aguas minerales, nunca agua del grifo;
- grandes vinos de Burdeos, nunca vinos corrientes de Côtes-du-Rhône.

Hay muchas más cosas buenas y caras que dan una imagen chic, pero se puede ser menos esnob en la búsqueda del «buen gusto», apreciar las exquisiteces de una forma menos caricaturesca. Probablemente ése es su caso. En lo que respecta a algunos productos, se siente especialmente apegado a determinadas marcas o denominaciones y le da igual pagar más. En cambio, con otros no le importa hacer gala de más sencillez, comprar productos «básicos», a veces incluso los más baratos. De este modo, encuentra el justo equilibrio entre elegancia y sencillez, sofisticación y discreción.

Está sin blanca

Aunque el presupuesto que dedica a la alimentación sea bajo, puede comer de manera que se mantenga en forma y disfrute de una excelente salud. La alimentación más sana es (casi) la más barata. Juzgue usted mismo:

- No necesita «alicamentos» (véase pág. 145), ya que tan sólo los alimentos «básicos» —los más sencillos y los menos caros— han demostrado su eficacia.
- El aceite de soja, el más beneficioso para la salud, es también el menos caro de los aceites, lo que explica la escasa publicidad que se le hace, pues produce menos beneficios que otros.
- Entre las frutas y verduras frescas, escoja las de temporada, habitualmente menos caras. No olvide las conservas y los congelados, que permiten ahorrar cuando los precios de los productos frescos suben demasiado.
- Se recomienda moderar las porciones de carne y embutido; lo que se ahorra en esto, puede gastarse en frutas y verduras o en pescado.
- El pescado tiene fama de ser un producto caro, pero algunos pescados frescos son relativamente baratos. No desprecie los ejemplares de piscifactoría; no son tan caros como los salvajes y su calidad nutricional es equivalente. Los pescados en conserva (sardinas, atún, caballa, etc.) también son baratos y saludables.
- Los alimentos feculentos y el pan tendrán un amplio espacio en su plato, y por un precio módico.

El arte de vivir y el arte de comer: ¿es sibarita o va siempre con prisa?

Algunos sitúan la gastronomía y las artes de la mesa en el centro de su vida; otros consideran las comidas una pérdida de tiempo. Entre estos dos extremos, la mayoría de nuestros contemporáneos alternan momentos dedicados a preparar y saborear pequeños platos con aquellos en los que el acto de comer se reduce a su dimensión utilitaria.

Es más bien *slow food*

Comer no significa sólo alimentarse o proteger la salud, aunque esas dos funciones son esenciales. Comer es asimismo estimular los sentidos (no sólo el gusto y el olfato, sino también la vista, el tacto e incluso el oído), sentir a través de la relación afectiva y social que cada uno mantiene con la mesa y los alimentos. Para obtener más placer, a la vez que más equilibrio y salud, deberíamos fomentar esos valores, deberíamos ser todos un poco *slow food*.

Slow food: elogio de la lentitud

El movimiento *slow food* nació hace unos quince años en Italia como reacción contra la uniformidad y la insipidez de los *fast food* y de la alimentación industrial. El objetivo de esta organización, que se define como un «movimiento de presión en favor del buen gusto» y cuenta con 70.000 adeptos repartidos por cincuenta países, es defender la «buena comida», la diversidad y la autenticidad de los sabores y la lentitud; tomarse tiempo para buscar productos de calidad, para prepararlos después de forma sabrosa y, por último, para degustarlos y compartirlos.

Si usted está totalmente de acuerdo con esta filosofía de la alimentación, le resultará fácil conciliarla con sus aspectos saludables. Busque las mejores frutas y verduras en los puestos del mercado de pequeños horticultores. El pescado, escójalo fresco y procedente de alta mar. En lo que se refiere a los aceites de soja y de oliva, consuma preferentemente las variedades «virgen extra, primer prensado». Coma pan biológico, quesos artesanos y yogur con sabor.

Pero no se pase de la raya; no se sienta culpable cuando se salga de los raíles de la «buena comida», sea capaz de simplificar la vida cuando es preciso. No se convierta en un integrista de la gastronomía que mira por encima del hombro todo lo que no son «etiquetas de calidad superior». En este terreno, la sabiduría consiste en diversificar los enfoques y los placeres; cultive la tolerancia hacia los demás y hacia sí mismo.

Nunca tiene tiempo

Si forma parte de los que viven a cien por hora, en primer lugar permítame darle las gracias por haber dedicado tiempo a abrir este libro. Pero como, por falta de disponibilidad, sin duda ha llegado al final sin haberlo leído realmente, recuerde algunas referencias sencillas que le protegerán eficazmente.

Actividad profesional, vida familiar, ocio, deporte... No siempre resulta fácil encontrar tiempo para cocinar. No importa, es posible comer bien sin modificar el ritmo de vida. No dude en:

- Cambiar la hora de las comidas a su conveniencia (véase pág. 186) si tiene un horario irregular.
- Tomar preparaciones rápidas (véase pág. 194) si le falta tiempo para comer o cenar.
- Picotear (véase pág. 187) después de haberse saltado una comida.

Alimentos protectores:*
puntos clave para lectores apresurados

VERDURA	Un plato de verdura por comida (o dos en la misma comida), por ejemplo hortalizas crudas, ensalada, sopa de verduras o como guarnición del segundo plato.
FRUTA	Dos o tres piezas a lo largo del día, en las comidas o entre las comidas.
ACEITES Y MATERIAS GRASAS	Una vez de cada tres (o más a menudo), aceite de soja. Una vez de cada tres, aceite de oliva. Una vez de cada tres (o menos a menudo), mantequilla, nata líquida, margarina u otro aceite, a su elección.
PESCADO	Tres platos de pescado a la semana. Dar preferencia al pescado azul.
ALIMENTOS FECULENTOS Y PAN	Dependiendo de los gustos y del hambre: —legumbres, pan, arroz, patatas, etc., —pan integral, pan de centeno, pan de levadura madre, pan con cereales, etc., —copos de avena para desayunar.
YOGUR Y QUESO	Dos al día.
VINO	COMO MÁXIMO, dos copas al día las mujeres y tres los hombres. Vino tinto de preferencia.
EL ARTE Y LA MANERA	Sabores, sentidos, sencillez y sociabilidad; sólo hacemos bien y sólo prolongamos lo que nos gusta.

* Salvo en lo que se refiere al vino, estas referencias son recomendaciones mínimas; no dude en comer más.

- Hacer comidas sencillas (véase pág. 198).
- Comer en un restaurante (véase pág. 219) o en un *fast food* (véase pág. 220).

¿Falta de tiempo para cocinar? ¡Viva los productos rápidos!

El pescado congelado tiene el inconveniente de que sufre una alteración de los famosos omega 3 (véase pág. 63), las verduras en conserva están más saladas que las frescas (véase pág. 93), el arroz y la pasta de cocción rápida contienen glúcidos menos lentos que la pasta y el arroz tradicionales (véase pág. 69).

Sin embargo, tanto el pescado congelado como las conservas de verdura y el arroz y la pasta de cocción rápida son muy útiles. Cuando no se tiene tiempo suficiente para comprar regularmente productos frescos o para cocinar, permiten realizar comidas de calidad, sabrosas y saludables; en cualquier caso, mejores que las patatas chips y los nuggets.

Cuando disponga de tiempo, cocine preferentemente productos frescos y tradicionales; será óptimo para su salud. Cuando no lo tenga, deguste sin complejos sus equivalentes rápidos de preparar.

Bibliografía

Cerebro y nutrición

Bellisle, F., «Modulation nutritionelle des comportements de l'humeur et du fonctionnement intellectuel», en M. Roberbroid, ed., *Aliments fonctionnels*, Lavoisier, París, 2002, 335-350.

Benton, D., «Vitamin-mineral supplements and intelligence», *Proc. Nutr. Soc.*, 51 (1992), 295-302.

Benton, D. y otros, «Breakfast blood glucose and memory», *Biol. Psychol.*, 33 (1992), 207-210.

Berr, C., «Stress oxydatif et fonctionnement cognitif au cours du vieillissement: apports des études épidémiologiques», *Âge Nutrition*, 12 (2001), 95-100.

Bush, C. R. y otros, «The effects of breakfast content on cognition in children», *Am. J. Clin. Nutr.*, 75 (2002), 388 y ss.

Christensen, L. y otros, «Mood and carbohydrate craving», *Appetite*, 36 (2001), 137-145.

De Jong, N. y otros, «Nutrient-dense foods and exercise in frail elderly: effects on B vitamins, homocysteine, methylmalonic acid, and neuropsychological functioning», *Am. J. Clin. Nutr.*, 73 (2001), 338-346.

Duthie, S. J. y otros, «Homocystein, B vitamin status and cognitive function in the elderly», *Am. J. Clin. Nutr.*, 75 (2002), 908-915.

Engelhart M. J. y otros, «Dietary intake of antioxydants and risk of Alzheimer disease», *JAMA*, 287 (2002), 3.223-3.229.

Goodwin, J. S. y otros, «Association between nutritional status and cognitive functioning in a healthy elderly population», *JAMA*, 249 (1983), 2.917-2.921.

Kalmijn, S., «Les apports en acides gras alimentaires, risque de démence et déclin cognitif», *Âge Nutrition*, 12 (2001), 19-24.

Kalmijn, S. y otros, «Polyunsaturated fatty acids, antioxydants, and cognitive function in very old men», *Am. J. Epidemiol.*, 145 (1997), 33-41.

Kaplan, R. J. y otros, «Dietary protein, carbohydrate, and fat enhance memory performance in the healthy elderly», *Am. J. Clin. Nutr.*, 74 (2001), 687-693.

Kiripelto, M. y otros, «Midlife vascular risk factors and Alzheimer's disease in later life: longitudinal populations based study», *BMJ*, 322 (2001), 1.447-

1.451.

Launer, L. J., «Existe-t-il des preuves épidémiologiques que les antioxydants protègent des troubles cognitifs?», *Âge Nutrition*, 12 (2001), 25-30.

Lloyd, H. M. y otros, «Acute effects on mood and cognitive performance of breakfasts differing in fat and carbohydrate content», *Appetite*, 27 (1996), 151-164.

Lustman, P. J. y otros, «Depression and poor glycaemic control», *Diabetes Care*, 23 (2000), 934-942.

Martin, A. y otros, *Apports nutritionnels conseillés pour la population française*, Tec et Doc, Paris, 2001.

Mendelsohn, A. B. y otros, «Use of antioxidant supplements and its association with cognitive function in a rural elderly cohort. The Movies project». *Am. J. Epidemiol.*, 148 (1998), 38-44.

Meydani, M., «Antioxydants and cognitive function», *Nutr. Review*, 59 (2001), S75-82.

Morris, M. S. y otros, «Hyperhomocysteinemia associated with poor recall in the third national health and nutrition examination survey», *Am. J. Clin. Nutr.*, 73 (2001), 927-933.

Nicolas, A. S. y otros, «Successful aging and nutrition», *Nutr. Rev.*, 59 (2001), S88-92.

Ploeckinger, B. y otros, «Rapid decrease of serum cholesterol concentrations and post-partum depression», *BMJ*, 313 (1996), 664-679.

Rondeau, V. y otros, «Relation between aluminium, concentrations in drinking water and Alzheimer's disease: an 8-year follow-up study», *Am. J. Epidemiol.*, 152 (2000), 59-66.

Ruitenberg, A. y otros, «Alcohol consumption and risk of dementia: the Rotterdam Study», *Lancet*, 359 (2002), 281-286.

Seshadri, S. y otros, «Plasma homocystein as a risk factor for dementia and Alzheimer's disease», *N. Engl. J. Med.*, 346 (2002), 476-483.

Sidobre, B., M. Ferry y R. Hugonot, *Guide pratique de l'alimentation*, Havas, Paris, 1997.

Smith, A. P. y otros, «Effects of evening meals and caffeine on cognitive performance, mood and cardiovascular functioning», *Appetite*, 22 (1994), 57-65.

Smith, A. P. y otros, «The effects of lunch on cognitive vigilance tasks», *Ergonomics*, 29 (1986), 1.251-1.261.

Snowdon, D. A. y otros, «Serum folate and the severity of atrophy of the neocortex in Alzheimer disease: findings from the nun study», *Am. J. Clin. Nutr.*, 71 (2000), 993-998.

Szabo, A. y otros, *British J. Sports Medicine*, 35 (2001), 342-343.

Wang, H. X. y otros, «Vitamin B12 and folate in relation to the development of Alzheimer's disease», *Neurology*, 56 (2001), 1.188-1.194.

Zureik, M. y otros, «Serum cholesterol concentration and death from suicide in men: Paris prospective study I», *BMJ*, 313 (1996), 649-651.

Corazón y nutrición

A. H. A., «Summary of the scientific conference on dietary fatty acids and cardiovascular health», *Circulation*, 103 (2001), 1.034-1.039.

Bazzano y otros, «Fruit and vegetable intake and risk of cardiovascular disease in US adults: the first NHANES epidemiologic follow-up study», *Am. J. Clin. Nutr.*, 76 (2002), 93-99.

Burr, M. L. y otros, «Effects of changes in fat, fish and fibre intakes on death and myocardial reinfarction: DART Study», *Lancet*, 334 (1989), 757-761.

Geleijnse, J. M. y otros, «Inverse relation of tea and flavonoid intakes with incidence myocardial infarction: the Rotterdam Study», *Am. J. Clin. Nutr.*, 75 (2002), 880-886.

GISSI-Prevenzione investigators, «Dietary supplementation with n-3 polyunsaturated fatty acids and vitamin E after myocardial infarction: results of the GISSI-Prevenzione Trial», *Lancet*, 354 (1999), 447-455.

HU, F. B. y otros, «Trend in the incidence of CHD and changes in diet and lifestyle in women», *N. Engl. J. Med.*, 343 (2000), 530-537.

ISO, H. y otros, «Prospective study of fat and protein intake and risk of intra parenchymal hemorrhage in women», *Circulation*, 103 (2001), 856-863.

Leaf, A., «Dietary prevention of coronary heart disease.», *Circulation*, 99 (1999), 733-735.

Legrand, P. y otros, «Apports nutritionnels conseillés en lipides», *Expertise collective de l'AFSSA*, 2001.

De Lorgeril, M. y otros, «Final report of the Lyon Diet Heart Study», *Circulation*, 99 (1999), 779-785.

Ludwig, D. S., «The glycemic index», *JAMA*, 287 (2002), 2.414-2.423.

Marckmann, P. y otros, «Fish consumption and CHD mortality. A systematic review of prospective cohort study», *Eur. J. Clin. Nutr.*, 53 (1999), 585-590.

Martin, A. y otros, *Apports nutritionnels conseillés pour la population française*, Tec et Doc, Paris, 2001.

Nakatami, N., «Phenolic antioxydants from herbs and spices», *Biofactors*, 13 (2000), 141-146.

Ness, A. R. y otros, «Milk, CHD and mortality», *J. Epidemiol. Community Health*, 55 (2001), 379-382.

Oomen, C. M. y otros, «Association between trans fatty acid and 10-year risk of CHD in the Zutphen Elderly Study», *Lancet*, 357 (2001), 746-751.

Pataki, T. y otros, «Grape seed proanthocyanidius improved cardiac recovery during reperfusion after ischernies in isolated rat hearts», *Am. J. Clin. Nutr.*, 75 (2002), 894-899.

Pereira y otros, «Dairy consumption, obesity, and the insulin resistance syndrome in young adults: the CARDIA study», *JAMA*, 287 (2002), 2.081-2.089.

Pereira, M. A. y otros, «Effect of whole grains on insulin sensitivity in overweight hyperinsulinemic adults», *Am. J. Clin. Nutr.*, 75 (2002), 846-855.

Quinlivan, E. P. y otros, «Importance of both folic acid and vitamin B 12 in reduction of risk of vascular disease», *Lancet*, 359 (2002), 227-228.

Renaud, S. y otros, «Cretan Mediterranean diet for prevention of coronary heart disease», *Am. J. Clin. Nutr.*, 61 (1995), 1.360S-1.367S.

Rimm, E. B. y otros, «Folate and vitamin B_6 from diet and supplements in relation to risk of CHD among women», *JAMA*, 279 (1998), 359-364.

Schaefer, E. J., «Lipoproteins, nutrition and heartdisease», *Am. J. Clin. Nutr.*, 75 (2002), 191-212.

Takenam, E. y otros, «Effects of black tea on the transient impainment of endothelial function following a single high-fat incal», *Am. J. Clin. Nutr.*, 75 (2002), 400S.

Yoshioka, M. y otros, «Effects of red pepper added to high-fat and high-carbohydrate meals on energy metabolism and substrate utilization in Japanese women», *Br. J. Nutr.*, 80 (1998), 503-510.

Cáncer y nutrición

Boutron-Ruault, M. C., «Alimentation et cancérogenèse colorectale: données récentes», *Gastroenterol. Clin. Biol.*, 23 (1999), B135-B141.

Boutron-Ruault, M. C. y otros, «Folate and alcohol intakes: related or independent roles in the adenoma-carcinoma sequence?», *Nutr. Cancer*, 26 (1996), 337-346.

Bravo, L., «Polyphenols: Chemistry, dietary sources, metabolism, and nutritional significance», *Nutr. Rev.*, 56 (1998), 317-333.

Byers, T. y otros, «Epidemiologie evidence for vitamin C and vitamin F in cancer prevention», *Am. J. Clin. Nutr.*, 62, Supl. (1995), 1.385S-1.392S.

Corpet, D. E., «Aliments fonctionnels et réduction du risque de développer un cancer», en Roberfroid, M., ed., *Aliments fonctionnels*, 357-426, Lavoisier, Paris, 2002.

Facchini, F. S. y otros, «Insulin resistance as a predictor of age-related disease», *J. Clin. Endocrinal Metab.*, 86 (2001), 3.574-3.578.

Gerber, M. y otros, «Fruits, légumes et cancers», *Bull. Cancer*, 2002.

Greenwald, P. y otros, «Diet and cancer prevention», *Eur. J. Clin. Nutr.*, 37 (2001), 948-965.

Hardman, A. E., «Physical activity and cancer risk», *Proc. Nutr. Soc.*, 60 (2001), 107-113.

Khaw, K. T. y otros, «Relation between ascorbic acid and mortality in men and women in EPIC Norfolk prospective study», *Lancet*, 357 (2001), 657-663.

Martin, A. y otros, *Apports nutritionnels conseillés pour la population française*, Tec et Doc, París, 2001.

Potter, J. D. y otros, «Colon cancer - a review of the epidemiology», *Epidemiol. Reviews*, 15 (1993), 499-545.

Potter, J. D. y otros, «There is more into vegetables and fruits than anti-oxidants and fiber», *Proc. Amer. Assoc. Cancer Res.*, 35 (1994), 673-674.

Sengputa, S. y otros, «Dietary fiber and colorectal neoplasia», *Dis. Colon Rectum*, 44 (2001), 1.016-1.033.

Terry, P. y otros, «Fatty fish consumption and risk of prostate cancer», *Lancet*, 357 (2001), 1.764-1.766.

Terry, P. y otros, «Fruit and vegetable consumption in the prevention of cancer: an update», *J. Intern. Med.*, 250 (2001), 280-290.

Van Duyn, M. A. y otros, «Overview of the health benefits of fruit and vegetable consumption for the dietetics professional: selected literature», *J. Am. Diet. Assoc.*, 100 (2000), 1.511-1.521.

Van Poppel, G. y otros, «Epidemiologie evidence for beta-carotene and cancer prevention», *Am. J. Clin. Nutr.*, 62 (1995), 1.393S-1.402S.

Willet, W. C., «Diet and breast cancer», *J. Intern. Med.*, 249 (2001), 395-411.

Willet, W. C., «Diet and cancer», *Oncologist*, 5 (2000), 393-404.

Zhang, S. y otros «A prospective study of folate intake and the risk of breast cancer», *JAMA*, 281 (1999), 1.632-1.637.

Exceso de peso y salud

Anderson, J. y otros, *Am. J. Clin. Nutr.*, 74 (noviembre 2001), 579-584.

Apfelbaum, M., J. Fricker y L. Igoin-Apfelbaum, «Low and very-low-calorie diet», *Am. J. Clin. Nutr.*, 45 (1987), 1.126-1.145.

Astrup, A. y S. Rössner, «Lessons from obesity management programs: greater initial weight loss improves long-term maintenance», *Obesity Reviews*, 1 (2000), 17-19.

Fricker, J., *Le Nouveau Guide du bien maigrir*, Éditions Odile Jacob, 2002.

—, *Maigrir vite et bien*, Éditions Odile Jacob, 2002.

—, J., *Abrégé d'obésité*, Masson, París, 1995.

Fricker, J. y M. Apfelbaum. «Le métabolisme de l'obésité», *La Recherche*, 20 (1989), 201-208.

Holt, S. H. y otros, «A satiety index of common foods», *Eur. J. Clin. Nutr.*, 49 (1995), 675-690.

Hu, F. B. y otros, «Diet, lifestyle, and the risk of type 2 diabetes mellitus in women», *N. Engl. J. Med.*, 345 (2001), 790-797.

Kant, A. K., «Consumption of energy-dense, nutrient-poor foods by adults Americans: nutritional and health implications», *Am. J. Clin. Nutr.*, 72 (2000), 929-936.

Pekkarinen, T. y P. Mustajoki, «Comparison of behaviour therapy with and without very-low-energy diet in the treatment of morbid obesity. A 5-year outcome, *Arch. Intern. Med.*, 157 (1997), 1.581-1.585.

Poppitt, S. D. y otros, «Long-term effects of ad libidum low-fat, high-carbohydrate diets on body weight and serum lipids in overweight subjects with metabolic syndrome», *Am. J. Clin. Nutr.*, 75 (2002), 11-20.

Rolls, B. J. y otros, «Increasing the volume of a food by incorporating air affects satiety in men», *Am. J. Clin. Nutr.*, 72 (2000), 361-368.

Stubbs, R. J. y otros, «Covert manipulation of dictary fat and energy density: effect on substrate flux and food intake in men eating ad libitum», *Am. J. Clin. Nutr.*, 62 (1995), 316-329.

Toubro, S. y A. Astrup, «Randomised comparison of diets for maintaining obese subjects' weight after major weight loss: ad lib, low fat, high carbohydrate diet v fixed energy intake», *BMJ*, 314 (1997), 29-34.

Wadden, T. A., *Eating Disorders and Obesity*, Guilford, Nueva York, 1995.

Weinsier, R. L. y otros, «Do adaptative changes in metabolic rate favor weight regain in weight-reduced individuals? An evaluation of the set-point theory», *Am. J. Clin. Nutr.*, 72 (2000), 1.088-1.094.

Westenhoefer, J., A. J. Stunkard y V. Pudel, *Int. J. Eat Disord.*, 26 (1999), 53-64.

Actividad física y salud

Finley, C. E. y otros, «Cardiorespiratory fitness and body mass index as predictors of all-cause mortality in men with impaired fasting glucose», *Am. J. Clin. Nutr.*, 75 (2002), 408S.

Lawlor, D. A. y otros, «The effectiveness of exercice as an intervention in the management of depression», *BMJ*, 322 (2001), 763-767.

Lee, I. M. y otros, «Physical activity and CHD in women», *JAMA*, 285 (2001), 1.447-1.457.

Michaud, D. S. y otros, «Physical activity, obesity, height and the risk of pancreatic cancer», *JAMA*, 286 (2001), 921-929.

Myers, J. y otros, «Exercice capacity and mortality among men referred for exercice testing», *N. Engl. J. Med.*, 346 (2002), 793-801.

Rockhill, B. y otros, «Physical activity and mortality: a prospective study among women», *Am. J. Public Health*, 91 (2001), 578-583.
Szabo, A. y otros, *Br. J. Sports Med.*, 35 (2001), 342-343.
Vortuba, S. B. y otros, «Prior exercice increases subsequent utilization of dietary fat», *Am. J. Clin. Nutr.*, 75 (2002), 346S.

Alimentos enriquecidos

Brown, B. G. y otros, «Simvastatin and niacin, antioxydant vitamin, or the combination for the prevention of CHD», *N. Engl. J. Med.*, 345 (2001), 1.583-1.592.
Grandgirard, A., «Les oxystérols: mythes et réalités», *Cholé-Doc.*, 65 (2001).
Svojanen, A. y otros, «Liberal fortification of foods: the risks. A study relating to Finland», *J. Epidemiol. Community Health*, 56 (2002), 259-264.
Weststrate, J. A. y otros, «Plant sterol-enriched margarines and reduction of plasma total and LDL-cholesterol concentrations in normo and midly hypercholesterolemic subjects», *Eur. J. Clin. Nutr.*, 52 (1998), 334-343.

A pesar de estar basados en la investigación científica sobre nutrición y, en muchos casos, en los informes colectivos a escala nacional o internacional, las opiniones y los consejos que se dan en este libro son del autor y no se deben considerar representativos de la posición oficial de la Agencia Francesa de Seguridad Sanitaria de los Alimentos (AFSSA) ni de la Agencia Francesa de Seguridad Sanitaria de los Productos de la Salud (AFSSAPS).